Gewidmet allen
liebenden Menschen

Herzgesundheit
Hormone & Hingabe

Für Männer und Frauen die mehr wissen wollen

Markus Peters

© 2024 Markus Peters

Website: https://der-herzerklaerer.de

Lektorat: Sarina Leonhard,

http://sarinaleonhard.de/

Coverdesign: Jeannine Platz,

https://www.jeannine-platz.de

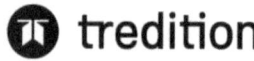 **tredition**

Druck und Distribution im Auftrag des Autors:

tredition GmbH, Heinz-Beusen-Stieg 5, 22926 Ahrensburg, Deutschland

ISBN
Paperback   978-3-384-40640-8
Hardcover   978-3-384-40641-5
e-Book   978-3-384-40642-2

Markus Peters, Heintzestraße 37, 24582 Bordesholm, Germany

Haftungsausschluss

Dieses Buch soll über Möglichkeiten der Gesundheitsvorsorge und Selbsthilfe informieren. Die Anwendung liegt in der persönlichen Verantwortung des Lesers. Autor und Verlag beabsichtigen nicht, Diagnosen zu stellen oder Therapieempfehlungen auszusprechen. Die Inhalte dieses Buches ersetzen keine professionelle medizinische oder psychotherapeutische Behandlung bei körperlichen oder seelischen Beschwerden.

Inhaltsverzeichnis

Geleitwort von PD Dr. med. Reinhard Friedl

Wann ist der Mann ein Mann? Mit dieser wirklich guten Frage sang sich Herbert Grönemeyer 1984 in die Herzen seiner Hörer. „Männer sind furchtbar stark..., Männer kriegen ´nen Herzinfarkt" röhrte der deutsche Barde und daran hat sich bis heute wenig geändert.

Ihr Herz betrachten viele Männer nicht als Sinnesorgan und Zentrum der Liebe, sondern als tickende Zeitbombe, die früher oder später einen Infarkt auslösen wird. Der Penis gilt als die Antenne des Herzens und wenn zunehmendes Alter und das schwache Herz zu verminderter Standfestigkeit führen, so helfen Viagra und Co als Retter in der Not. Sofern nicht die stetig wachsende Prostata einen Strich durch die Rechnung macht. Ist die Frage nach der Männlichkeit im Manne damit hinreichend beantwortet?

Nicht für den Arzt Markus Peters! Er ist einer, der sich mit dieser simplifizierenden Nabelschau des Maskulinen nicht zufriedengibt und es genauer wissen will. Der Pionier ganzheitlicher Herzgesundheit nimmt die Leserschaft in seinem neuesten Werk auf eine faszinierende Reise in die wahre Natur des männlichen Seins mit. Welche geheimnisvolle Rolle darin das Schwangerschaftshormon Progesteron spielt und weshalb Beckenbodentraining nicht nur etwas für Frauen ist, sondern auch den älter werdenden Mann und seinen besten Freund wieder stark macht, erzählt er unterhaltsam und spannend in diesem Buch.

Erst wenn ein Mann seine weiblichen Anteile kennt und integriert, kann er seine wahre Kraft entfalten und in eine liebende

Beziehung einbringen, zu den Menschen und zur Schöpfung. Dann reift er zu einem echten Kerl, der auch wo notwendig aufs Ganze geht und in dessen Wesenskern saftige Erotik und spirituelle Weisheit keimen.

Ein faszinierend kluges und längst überfälliges Buch, dass ich Männern und Frauen dringend ans Herz lege!

Herzlichst, Ihr

Reinhard Friedl

Vorwort

Lieber Leser, liebe Leserin!

Liebe Leserin, lieber Leser!

Nach meinen beiden Büchern „Gesundmacher Herz: Wie es uns steuert, verbindet und heilt. Der geniale Impulsgeber für Körper und Seele", erschienen 2013 im VAK Verlag, und „Herz gut, alles gut: Wie die neuesten kardiologischen Erkenntnisse Ihnen helfen, Ihr eigener Herz-Experte zu werden", erschienen 2019 im VAK Verlag, lege ich nun mit diesem Buch mein drittes Werk zum Thema Herz vor.

Es unterscheidet sich in mehrfacher Hinsicht von den früheren Büchern. Sie entstanden gemeinsam mit Wolfgang Fricke, der die zum Teil sehr komplexen Inhalte in eine wunderbar einfache Sprache übersetzen konnte. Das jetzige Buch habe ich jedoch vollständig allein geschrieben, da Wolfgang Fricke im Sommer 2024 seinen Lebensweg vollendet hat. Ihm danke ich von ganzem Herzen für unsere jahrelange Zusammenarbeit. Beim Schreiben dieses Buches wurde mir bewusst, wie viel ich durch ihn lernen durfte.

Während die früheren Bücher über einen längeren Zeitraum entstanden sind, habe ich dieses Buch innerhalb einer sehr kurzen Zeitspanne verfasst.

Es ist zugleich mit Abstand mein persönlichstes Werk. Neben fachlichem Wissen geht es hier auch sehr stark um meine Lebens- und Berufserfahrungen, die ich größtenteils in kleine Anekdoten und Geschichten verpackt habe. Persönliche Erzählungen ermöglichen es uns, besser in komplexe Zusammenhänge einzutauchen und sie nachhaltig zu verstehen, weil sie uns emotional berühren und in uns nachklingen.

So ist ein Buch entstanden, das bewusst nur aus Text besteht – aber hoffentlich einem Text, der für Sie leicht zu lesen ist und Ihre Fantasie beflügelt.

Noch ein Hinweis zu den Geschichten: Sie sind – auch um die Persönlichkeitsrechte der Menschen, die ich darin beschreibe, zu schützen – teilweise leicht verfremdet oder in bestimmten Aspekten künstlerisch überhöht. Das zentrale Momentum, weshalb ich die Geschichte erzähle, bleibt jedoch erhalten. Jede der persönlichen Erzählungen basiert auf einem konkreten Erlebnis aus meinem Leben.

In diesem Buch spreche ich meistens zuerst die Männer an, obwohl ich mich ansonsten zur „alten Schule" zähle und im Leben üblicherweise zunächst die Frauen begrüße. Doch dieses Buch wurde von einem Mann geschrieben und richtet sich in erster Linie an Männer. Ich bin jedoch überzeugt, dass auch Frauen viel Gewinn daraus ziehen können. In der Entstehungsphase wurde das Buch nicht nur von Männern, sondern auch von mehreren Frauen gegengelesen, die den Inhalt und die Form der Darstellung sehr begrüßt haben.

Das Buch erhebt dabei nicht den Anspruch, die komplexen und umfangreichen Themen umfassend zu behandeln. Es ist vielmehr ein Versuch, einige wenige Facetten der spannenden Thematik rund um Mann und Frau darzustellen.

Selbstverständlich können Sie, lieber Leser, liebe Leserin, in einigen Punkten oder auch bezüglich des gesamten Buches anderer Meinung sein. Das ist vollkommen in Ordnung und darf auch so sein. Meinungsvielfalt gehört zu einer pluralistischen Gesellschaft, ebenso wie ich täglich in meiner Toleranz bei verschiedenen Fragen rund um Geschlechtlichkeit und deren Ausprägungen in der heutigen Gesellschaft herausgefordert werde. Genau diese Toleranz erwarte ich auch für mich.

Es gibt ein großes Thema, das ich in diesem Buch bewusst nicht aufgreife, da es sonst zu ausufernd würde. Es handelt sich um die Frage, welchen Einfluss eine SARS-CoV-2-Infektion, auch als Corona bekannt, sowie die Impfung gegen das SARS-CoV-2 Virus auf die Sexualhormone und die Fortpflanzung haben.

Sie können dieses Buch aus verschiedenen Blickwinkeln lesen. Einerseits ist es ein medizinischer Ratgeber – zum Beispiel zum Thema erektile Dysfunktion. Andererseits können Sie es aber auch mit der Frage im Hinterkopf lesen, wie die Zweige-schlechtlichkeit des Menschen in einem spirituellen Kontext betrachtet werden könnte.

Deshalb gebe Ihnen ich jetzt einen kurzen Überblick über die einzelnen Kapitel. So können Sie selbst entscheiden, welche Themen für Sie spannend sind und welche vielleicht weniger. Die gesamte Struktur des Buches wird natürlich erst dann deutlich, wenn Sie es von Anfang bis Ende lesen.

Außerdem gibt es zu diesem Buch Videomaterial, in dem ich bestimmte Zusammenhänge in kleinen Filmen erläutere. Es handelt sich dabei entweder um Beiträge aus meinem YouTube Kanal „der-Herzerklaerer" oder um extra für dieses Buch erstellte Filme. Sie gelangen zu diesen Videos über untenstehenden Barcode, bzw. die Website: https://der-herzerklaerer.de/buchinhalte

Doch kommen wir nun zu einer kurzen Zusammenfassung der einzelnen Teile:

Kapitel I:

In diesem Abschnitt gebe ich Ihnen eine grundlegende Einführung in die unterschiedlichen Hormonverhältnisse zwischen Männern und Frauen. Wir entdecken gemeinsam, dass Hormone Ausdruck von Kraftfeldern sind. Überlegungen zur Polarität von Ei und Spermium runden diese Ausführungen ab. Am Ende stelle ich die Frage, weshalb eine Erkrankung für viele Männer eine so viel größere Herausforderung darstellt als für Frauen.

Kapitel II:

In diesem Kapitel gehe ich auf die verschiedenen Aspekte der erektilen Dysfunktion- sowohl aus der Perspektive der schulmedizinischen Leitlinien als auch aus der Sicht der ganzheitlichen Medizin. Ich erkläre Ihnen ausführlich die Zusammenhänge zwischen der Gesundheit des Herzens und der Geschlechtsorgane, insbesondere der männlichen. Sie werden verstehen, warum die erektile Dysfunktion dem Herzinfarkt oft um etwa 5-7 Jahre vorausgeht. So wird klar, dass eine eingeschränkte Standfestigkeit im Bett nicht nur ein Lifestyle Problem ist, sondern auf tiefere körperliche Zusammenhänge hinweisen kann.

Kapitel III:

Bisher haben wir uns im Buch intensiv mit den Sexualhormonen beschäftigt. In diesem Abschnitt widmen wir uns nun dem genauen Gegenteil: der Funktion der Zirbeldrüse und ihrem Hauptakteur, dem Melatonin. Ich werde Ihnen die wesentlichen Zusammenhänge erklären, auch in Bezug auf die

Herzgesundheit, und wir schauen uns gemeinsam die subtilen Zusammenhänge zwischen Melatonin und den Sexualhormonen an. Außerdem werden wir die Bedeutung von Melatonin für spirituelle Erkenntnisse erkunden.

Kapitel IV:

In diesem Teil geht es darum, wie Männer und Frauen die Welt auf unterschiedliche Weise erleben. Gemeinsam erforschen wir, was es bedeutet, ein Mann oder eine Frau zu sein. Ich greife den Gedanken aus dem ersten Abschnitt über die Kraftfelder wieder auf und vertiefe ihn, indem wir uns mit der Wahrnehmung und Schulung der Energieströme im menschlichen Körper beschäftigen.

Kapitel V:

Im letzten Teil gibt es ein Unterkapitel, das auch für diejenigen interessant sein könnte, die sich nicht für spirituelle Fragen begeistern. Hier spreche ich darüber, ob sexuelle Aktivität bei einer Herzerkrankung möglich ist und was dabei besonders zu beachten ist.

Ansonsten dreht sich dieses Kapitel um grundlegende Fragen der menschlichen Existenz: Ich nehme Sie mit in die Themen Reinkarnation und Karma und deren Bedeutung für das Verständnis und die Friedensarbeit im Zwischenmenschlichen. Außerdem beschäftigen wir uns mit der Möglichkeit einer Christusbegegnung im eigenen Herzen und deren Einfluss auf die zwischenmenschliche Liebe. In diesem Teil werden wir auch drei verschiedene Stufen der sexuellen Aktivität kennenlernen.

Ich wünsche Ihnen viel Freude und wertvolle Erkenntnisse beim Lesen dieses Buches. Vielleicht haben Sie ja die Gelegenheit, es gemeinsam mit Ihrer Lebenspartnerin oder Ihrem Lebenspartner zu lesen, sich darüber auszutauschen, vielleicht auch mal zu streiten oder zumindest intensiv auseinanderzusetzen. Möge der letzte Teil für Sie eine Einladung zu noch tieferer Liebe und Hingabe in Ihr Leben und Ihre Partnerschaft sein!

Markus Peters im Oktober 2024

Was ist denn nun los?

Herr Matthias Neumeyer sitzt unruhig vor mir, sein Blick wandert immer wieder zu seiner Frau, die neben ihm Platz genommen hat. Man sieht ihm die Nervosität deutlich an. Aus den vorab eingereichten Unterlagen weiß ich, dass er vor einigen Wochen einen Herzinfarkt hatte und notfallmäßig im Krankenhaus mittels Stents versorgt wurde. Laut den Unterlagen sollte es ihm inzwischen wieder gut gehen. Doch den Eindruck macht er nicht. Äußerlich sieht man ihm nichts an, aber seine Augen verraten eine tiefe Verunsicherung.

Er beginnt zu erzählen: von den plötzlichen Schmerzen im Brustkorb an jenem frühen Morgen vor 5 Wochen. Wie er trotzdem zur Arbeit fahren wollte und wie seine Frau besorgt darauf bestand, ihn ins Krankenhaus zu bringen. Dann ging alles ganz schnell: ein Schwächeanfall, der Notruf seiner Frau, die die Gelegenheit nutzte, als er endlich „wehrlos" war, der Rettungsdienst, der Notarzt, Krankenhaus, Herzkatheter und schließlich der Stent. Er hatte Glück im Unglück– sein Herz wurde im letzten Moment vor größeren Schäden bewahrt, sodass jetzt eigentlich alles in Ordnung sein müsste.

Eigentlich.

Den Schock hat Herr Neumeyer immer noch nicht verkraftet. Seine Frau übernimmt das Gespräch: „Mein Mann war immer der Starke – für mich, für die Familie und in der Firma. Aber," sie hält kurz inne, „seit einigen Jahren habe ich eine Veränderung an meinem Matthias bemerkt."

Solche Situationen erlebe ich häufig in meiner Praxis. Aus dieser Ausgangssituation ergeben sich dann viele weitere Fragen, die wir im Folgenden gemeinsam erkunden werden.

Es wird eine spannende, erkenntnisreiche Reise mit vielen verschiedenen Aspekten!

Sind Sie dabei?

Der Mann in der Mitte seines Lebens

Ich sitze allein am Wasser und blicke aufs Meer hinaus. Der Abend naht, und bald wird die Sonne hinter dem Horizont verschwinden. Während ich so dasitze und sinniere, steigen Fragen in meiner Seele auf: Mit über 50 Jahren habe ich wahrscheinlich die Hälfte meines Lebens bereits hinter mir. Wie alt werde ich wohl werden? Die Vorstellung 100 Jahre alt und gebrechlich zu sein ist nicht gerade verlockend. Wie oft bin ich dem Tod wohl schon von der Schippe gesprungen? Ich denke an all die heftigen gesundheitlichen Probleme, die ich durchlebt habe. Ja, die Kraft lässt spürbar nach, das ist nicht zu übersehen. Aber die Lebenserfahrung gleicht einiges aus. Probleme, die mir vor einigen Jahren noch weit entfernt schienen, sind jetzt Realität geworden: Nächtliches Wasserlassen, oh mein Gott, denke ich, jetzt ich bin wirklich alt geworden. Würde ich noch einmal 20 sein wollen? Nein, auf keinen Fall. Es ist gut so, wie es ist.

Und doch tauchen Fragen auf: Was habe ich erreicht? Was will ich noch erreichen? Was soll von meinem Leben bleiben, wenn ich einmal nicht mehr bin?

Es steigt eine tiefe Dankbarkeit in mir auf-- für all die schönen Momente, die ich erleben durfte, aber auch für die Kraft und den Mut, all die Schwierigkeiten und Herausforderungen überwunden zu haben.

Viele Männer zwischen 40 und 55 Jahren kommen an einen Wendepunkt in ihrem Leben. Was bisher so einfach und klar schien, steht plötzlich in Frage.

Die berufliche Karriere ist ordentlich vorangetrieben, der Kontostand stimmt.

Privat ist das Eigenheim gebaut, die Kinder sind aus dem Gröbsten raus – kommen nachts allein vom Club nach Hause, oder auch nicht.

Und die Ehe? Sofern sie noch besteht, steckt sie vielleicht in den Routinen des Alltags fest.

Und jetzt das: Die Freude und der Elan schwinden, das Leben fühlt sich fragwürdig oder gar öde an. Es tauchen plötzlich Krankheiten auf, auf die „Mann" nicht vorbereitet ist – wie im eingangs geschilderten Beispiel. Manchmal sind es harmlose Beschwerden, aber es können auch richtige Klopper sein, wie ein Herzinfarkt aus heiterem Himmel. Die körperliche Leistungsfähigkeit lässt nach, und Fußball findet eher vor dem Fernseher statt und nicht mehr als aktiver Spieler auf dem Platz.

Viele Männer stellen sich jetzt Fragen wie diese: Welche Herausforderungen hält das Leben jetzt noch für mich bereit? Wofür lohnt es sich weiterzuarbeiten, sich einzusetzen, zu kämpfen? Oder noch tiefergehend: Was ist eigentlich der Sinn meines Lebens? Welchen Schwerpunkt möchte ich in der zweiten Hälfte meiner Biografie setzen?

Auch im Bett läuft es vielleicht nicht mehr rund. Vielleicht hat die Partnerin das Interesse verloren? Oder die männliche Standhaftigkeit ist nicht mehr zuverlässig – oder fehlt sogar ganz. Vielleicht gibt es auch noch einmal die Woche Sex, aber er ist zur leidenschaftslosen Routine verkommen.

Diese und viele weitere Fragen sind enger miteinander verknüpft, als Sie vielleicht denken. Auf den folgenden Seiten gehen wir gemeinsam auf eine spannende Entdeckungsreise.

Zunächst ist da die deutlich erkennbare körperliche Ebene: der Herzinfarkt, die schwindende Leistungsfähigkeit— sei es im Beruf, im Sport oder im Bett.

Die Kernfragen lauten hier oft: Wie steht es um Ihr Energieniveau, das von den so genannten Mitochondrien bereitgestellt wird? Leider nimmt die Leistungsfähigkeit dieser kleinen Kraftwerke im Laufe des Lebens oft schmerzlich ab.

Häufig liegen auch chronische Entzündungen vor, die als wesentlicher Katalysator für viele chronischen Erkrankungen gelten – wie Herz- Kreislauf-Erkrankungen, Krebs und Autoimmunerkrankungen.

Und ganz allgemein: Wie gut kann sich Ihr Körper eigentlich noch regenerieren?

Gibt es obendrein auch noch eine hormonelle Dysbalance, etwa einen Testosteronmangel, der sich sehr unangenehm bemerkbar macht?

Dann gibt es die seelische Ebene: die Lustlosigkeit, egal auf welchem Lebensfeld.

Die zentrale Frage lautet hier oft: Wofür lohnt es sich überhaupt noch, sich einzusetzen?

Dazu ein paar Beispiele: Wie können Sie lernen, Ihre Frau noch mehr, noch inniger zu lieben? Wie können Sie es schaffen, Ihre berufliche Tätigkeit wieder mit Leidenschaft zu erfüllen? Oder ganz allgemein: Wie können Sie lernen, das Leben noch tiefer lieben?

Diese Kernfragen sind eng mit einer dritten Thematik, der Frage nach dem Sinn des Lebens verknüpft. Das kann eine biographische oder eine spirituelle Frage sein, je nachdem, wie Sie es für sich selbst benennen möchten.

Einige Beispiele dazu: Ist der Sinn des Lebens wirklich mit Haus, Frau, Kindern und Auto abgehakt? Erfüllt ein dickes Portemonnaie tatsächlich den Lebenszweck?

Ganz direkt gefragt: Welche Gefühle und Gedanken sollen meine Nachfahren haben, wenn sie an mich denken, wenn ich einmal nicht mehr bin? Mit über 45 Jahren ist wahrscheinlich der größere Teil des Lebens bereits vergangen. Was also kommt jetzt?

Warum hängen diese scheinbar grundverschiedenen Aspekte zusammen? Ohne einen Sinn im Leben, wird es Ihnen schwerfallen, Lust und Motivation für das morgendliche Aufstehen zu finden. Und ohne Motivation werden selbst die Zellfunktionen in Ihrem Körper beeinträchtigt sein. Es hängt eben alles miteinander zusammen!

In dieser Schrift wollen wir diese Fragen vom Aspekt der Sexualhormone aus betrachten. In meinem früheren Buch „Herz gut, alles gut" habe ich die Funktion der Mitochondrien und die chronische Entzündung in den Mittelpunkt gestellt. Die dort angesprochenen Themen sind keineswegs überholt, sondern werden hier um einige zusätzliche Aspekte erweitert.

Im Wechselbad der Hormone

Das Unbeschreibliche
Hier ist es getan;
Das Ewig-Weibliche
Zieht uns hinan.
J. W. v. Goethe

Vor über 25 Jahren, auf dem Weg zum Krankenhaus, fuhr ich auf der mittleren von drei Fahrspuren auf der Autobahn von Stuttgart Richtung Pforzheim. Plötzlich zog ein Auto auf der linken Spur ohne erkennbaren Grund in meine Richtung. Zum Glück hatte ich damals ein sehr leistungsstarkes Auto und konnte durch einen schnellen Tritt aufs Gaspedal und der Flucht nach vorn den Crash verhindern. Erleichterung – und dann Herzrasen. Ich fuhr auf den nächsten Rastplatz, meine Beine zitterten, mein Herz schlug wie wild. Es dauerte ein paar Minuten, bis ich wieder fähig war, die Fahrt zur Arbeit fortzusetzen.

Dank meiner schnellen Reaktion konnte ich den Unfall verhindern. Jeder kennt solche oder ähnliche Situationen. Aber was passiert dabei eigentlich im Körper? Die Sinnesorgane, in diesem Fall vor allem die Augen, nehmen die drohende Gefahr wahr, und ich reagiere sofort mit einem beherzten Tritt aufs Gaspedal. In Sekundenbruchteilen stellt das vegetative Nervensystem auf Alarm um. Der Sympathikus wird aktiv und sorgt dafür, dass das Nebennierenmark Adrenalin in die Blutbahn ausschüttet. Die Folge? Herzrasen, ein trockener Mund und zittrige Beine – all das gehört zum Nachklang des Geschehens.

Das YouTube Video zum Thema „Aminosäuren und seelisches Erleben":

Hormone sind Kraftfelder

Im Körper müssen ständig Informationen weitergegeben werden, um die notwendigen Reaktionen auszulösen – und das passiert in jeder Sekunde.

Zum Glück ist es nur selten so extrem, wie ich es oben beschrieben habe.

Adrenalin haben wir eben als ein Beispiel für ein Hormon kennengelernt, aber es gibt noch viele weitere – und vermutlich kennen wir noch längst nicht alle. Hormone wirken sowohl auf den Körper *als auch auf* die Seele! Ein erfahrener Arzt kann sich durch Hormonanalysen aus dem Labor sogar einen Eindruck von der Stimmungslage eines Menschen verschaffen.

Ein Hormonmangel kann beispielsweise. eine Depression auslösen – ein bekanntes Beispiel sind die Schilddrüsenhormone. Ein Mangel an Schilddrüsenhormonen, also dem TSH und den daraus folgenden Hormonen T3 und T4, führt nicht nur zu allgemeiner Leistungsschwäche, sondern oft auch zu einer unbestimmten Niedergeschlagenheit bis hin zur echten Depression.

Wir sehen also, dass Hormone – oder besser gesagt Botenstoffe oder Transmitter – ganz unterschiedliche Wirkungen auf den Menschen haben können. Adrenalin zum Beispiel bewirkt, dass das Herz schneller schlägt, es wirkt also direkt auf die Herzmuskelzellen, ganz eindeutig auf einer körperlichen, zellulären Ebene. Aber es geht noch weiter: Adrenalin beeinflusst auch unser Denken und sorgt für einen fokussierten Geist. In der beschriebenen Situation hatte ich sicher nicht mehr an die Arbeit im Krankenhaus gedacht haben, sondern war nur noch im gegenwärtigen Moment.

Deshalb möchte ich ab jetzt von der allgemeinen Kräftewirksamkeit der Hormone beziehungsweise Transmitter sprechen. Hormone und Botenstoffe haben ein Kraftfeld oder sind die im Labor messbaren Repräsentanten eines bestimmten energetischen Kraftfeldes. Warum ich hier von Kraftfeldern spreche, wird sich im Laufe meiner Ausführungen immer deutlicher zeigen.

Wir merken uns:

Hormone sind der physische Ausdruck eines energetischen Kraftfeldes.

Je mehr wir diesen Gedanken verstehen, desto spannender werden die Hormone! Wir befreien Sie damit von einer abstrakten Größe hin zu mächtigen Weltenkräften, die uns tief in die Geheimnisse der Erde und des Kosmos führen.

Sind Sie überrascht von diesen Worten? Das kann ich gut nachvollziehen – es ist ein ungewohnter Gedanke. Aber Sie lesen dieses Buch, um neue Sichtweisen zu entdecken und nicht, um alte Bekannte zu wiederholen. Also bleiben Sie gespannt!

Ich sitze halbliegend in meinem geliebten Sessel. Auf meiner Brust schläft meine wenige Monate alte Tochter, selig und mit einem Magen voll mit Muttermilch. Vorsichtig taste ich nach ihrem kleinen Köpfchen und spüre unter meinen Fingern ihre feste Schädelkalotte, während ich weiter zu den noch offenen Fontanellen gleite. Diese weichen Stellen sind Ausdruck der kosmischen Anbindung dieses kleinen Menschenwesens. In diesem Alter ist sie eigentlich noch viel mehr ein kosmisches

Wesen als ein „richtig" irdisch gewordener Mensch. Die wahre Menschwerdung wird noch viele Jahre, vielleicht Jahrzehnte, dauern. Es sei an dieser Stelle auch die Frage gestellt: Wann ist der Mensch wirklich ein Mensch? Vielleicht nähern wir uns dieser zentralen Frage am Ende unserer Buchreise ein wenig an.

Ich sinniere weiter und staune – wie schon bei meinen älteren Kindern – über die erstaunliche Fähigkeit der Mutter, ganz aus ihrer eigenen Kraft die Substanz für so ein kleines Menschenkind bereitzustellen. Erst neun Monate lang in ihrer Gebärmutter und dann noch viele Monate allein durch die Muttermilch. Und das Resultat sind unter anderem feste Knochen. Aus einem Punkt auf dem ersten Ultraschall ist ein 6 kg schweres Wesen geworden. Vielleicht erscheint Ihnen das banal, aber ist es nicht doch ein großes Wunder? Es ist das Wunder des Lebens und es versetzt mich immer wieder in Erstaunen, zu welcher Aufbauleistung der weibliche Organismus fähig ist!

Da stellt sich die spannende Frage: Wie machen das die Frauen eigentlich? In diesem Buch wollen wir vor allem der Frage der hormonellen Steuerung dieser ganzen Phänomene nachgehen. Alles weitere wäre eine andere Geschichte.

Wenn wir von den Sexualhormonen sprechen, denken die meisten an Östrogen und Testosteron, vielleicht auch noch an Progesteron. Weniger bekannt ist, dass all diese Hormone sowohl bei Frauen als auch bei Männern vorkommen – und für beide Geschlechter enorm wichtig sind! Frauen brauchen ebenso Testosteron, wie Männer auch Östrogen brauchen. Der Unterschied liegt hauptsächlich in der Konzentration dieser Hormone im Blut.

Lassen Sie uns nun gemeinsam diesen Fragen nachgehen. Ich lade Sie ein, beim Lesen der nächsten Zeilen an unseren Gedanken anzuknüpfen, dass Hormone Ausdruck von Kraftfeldern sind.

Frauen und ihre Hormone

Ladys first – beginnen wir mit der holden Weiblichkeit:

Es ist Abend, die Sprechstunde ist gerade zu Ende, und ich komme mit meiner Praxispartnerin Anja Peters, Fachärztin für Frauenheilkunde Gespräch. Es geht um eine gemeinsame Patientin, und wir stimmen uns über das weitere therapeutische Vorgehen ab. Anja erläutert mir die hormonellen Befunde und schildert den gynäkologischen Untersuchungsbefund – also den Aufbau und die Vitalität der Schleimhaut. Als erfahrene Gynäkologin kann sie bereits anhand der Schleimhaut die Hormonsituation der Patientin einschätzen, noch bevor die Laborergebnisse vorliegen. So, wie ich oft schon an der Stimmlage erkennen kann, wie es um den Testosteronspiegel eines Mannes steht.

Ich höre fasziniert zu und bin mal wieder erstaunt über die Welt der weiblichen Hormone – für mich ein schwer durchschaubares Auf und Ab. Aber zum Glück muss ich es ja auch nicht im Detail verstehen, dafür kann ich ja Anja fragen.

Die Wirkung der weiblichen Sexualhormone ist komplex, vielschichtig und geradezu atemberaubend. Die Hauptakteure in diesem System sind die peripheren Hormone Östrogen, Progesteron und Testosteron, aber auch die Botenstoffe, die vom Gehirn ausgeschüttet werden: das Gonadotropin-Releasing-Hormon (GnRH), das Follikelstimulierende Hormon (FSH) und das Luteinisierende Hormon (LH).

Fokussieren wir uns jetzt aber auf Östrogen, Progesteron und Testosteron – wir wollen es schließlich einfach halten! Diese Hormone spielen eine zentrale Rolle, nicht nur im Fortpflanzungssystem, sondern auch für die allgemeine Gesundheit und das Wohlbefinden einer Frau.

Im Kontext dieses Buches geht es genaugenommen vor allem um Estradiol, eine Form des Östrogens. Deshalb werde ich ab jetzt immer wieder auch diesen Begriff verwenden.

Exkurs: Verschiedene Östrogene

Östrogen ist der Sammelbegriff für eine ganze Gruppe von Hormonen. Die wichtigsten natürlichen Östrogene im menschlichen Körper sind Estradiol, Estron und Estriol, die jeweils sehr unterschiedliche Funktionen und Wirkungen haben. Es gibt von all diesen Östrogenen noch weitere Unterformen, die zum Beispiel in der Brustkrebstherapie eine entscheidende Rolle spielen können. Je tiefer wir eintauchen, desto komplexer wird es! Aber wir wollen es einfach halten, damit wir den Überblick nicht verlieren.

Estradiol ist das stärkste und biologisch aktivste Östrogen im weiblichen Körper. Es wird hauptsächlich in den Eierstöcken produziert und spielt eine entscheidende Rolle bei der Regulierung des Menstruationszyklus sowie bei der Entwicklung und Erhaltung der weiblichen Geschlechtsorgane. Außerdem fördert Estradiol das Wachstum der Gebärmutterschleimhaut und ist wichtig für den Erhalt der Knochendichte. Darüber hinaus beeinflusst es auch die Stimmung und die geistige Leistungsfähigkeit.

Estron ist ein schwächeres Östrogen, das vor allem nach der Menopause die vorherrschende Form von Östrogen ist. Es wird in den Fettzellen produziert und kann bei Bedarf in Estradiol umgewandelt werden. Aufgrund seiner geringeren Potenz spielt es während der reproduktiven Jahre eine weniger zentrale Rolle, gewinnt aber an Bedeutung, wenn die Estradiolproduktion in den Eierstöcken nachlässt.

Estriol sei der Vollständigkeit halber erwähnt: Es wird vor allem während der Schwangerschaft in hohen Mengen produziert und spielt eine wesentliche Rolle für die Vitalität der Vaginalschleimhaut.

Außerdem gibt es noch Phytoöstrogene, also pflanzliche Östrogene, sowie synthetische Östrogene, die in der medizinischen Anwendung eingesetzt werden.

Beginnen wir unsere Überlegungen beim führenden weiblichen Hormon, dem Estradiol: Es wird hauptsächlich in den Eierstöcken produziert, aber auch in geringeren Mengen in den Nebennieren und im Fettgewebe. Gerade die Produktion im Fettgewebe ist wichtig, auch wenn es mengenmäßig weniger bedeutsam scheint. Wir werden immer wieder darauf zurückkommen. Die Wirkung des Estradiol betrifft das Frau-Sein in seiner tiefsten Form. Es steuert die Entwicklung der weiblichen Brust, den Aufbau der Gebärmutterschleimhaut während des Menstruationszyklus und bereitet den Körper auf eine mögliche Schwangerschaft vor. Zusammen mit den zentral ausgeschütteten Hormonen, dem Follikelstimulierende Hormon (FSH) und dem Luteinisierendem Hormon (LH), spielt es eine entscheidende Rolle beim Eisprung. Mit dem Eisprung verändert sich auch die Konsistenz des Gebärmutterhalsschleimes: Er wird „spinnbar" und, zieht lange Fäden, die durchaus 10 cm oder mehr erreichen können. Man könnte sagen, dass die Gebärmutter die Spermien über diesen spinnbaren Schleim geradezu einlädt. Insgesamt hat Estradiol einen wesentlichen Einfluss auf die Elastizität und Feuchtigkeit von Haut, Schleimhäuten und Knorpeln – es macht sie „saftiger". Hier erkennen wir einen klaren Bezug zum wässrigen Element, dem möglichen Ursprung allen Lebens.

An dieser Stelle möchte ich auf zwei bemerkenswerte Umstände hinweisen:

Zum einen können Flugreisen mit einem Zeitzonenwechsel und auch Stress in all seinen Facetten den Eisprung deutlich verschieben oder sogar ausfallen lassen. Mit anderen Worten: Das fein abgestimmte hormonelle Orchester ist durch äußere Einwirkungen leicht aus dem Takt zu bringen.

Zum anderen ist Östrogen für einen gesunden Knochenstoffwechsel unverzichtbar. Deshalb wird es bei bestimmten Indikationen zur Osteoporoseprophylaxe eingesetzt.

Neuere Studien zeigen zudem, dass Östrogen eine schützende Wirkung auf das Herz-Kreislauf-System hat, unter anderem durch die Stimulierung kardiovaskulärer Stammzellen. (1) Auf diese Thematik werden wir im „Männerabschnitt" später näher eingehen, wo wir auch klären, welche Rolle Stammzellen spielen.

Wir halten fest: Die Regeneration des Herz-Kreislauf-Systems wird auch von den Sexualhormonen gesteuert – vom Estradiol bei der Frau und vom Testosteron beim Mann. Im weiteren Verlauf dieses Buches werden wir immer tiefer in diese Zusammenhänge eintauchen und auch ihre spirituelle Bedeutung besser verstehen lernen.

Progesteron ist das Hormon der Balance: Progesteron ist das zweite wesentliche Sexualhormon der Frau und wird nach dem Eisprung hauptsächlich im sogenannten Gelbkörper in den Eierstöcken produziert. Es bereitet den Körper und die Seele der Frau auf eine mögliche Schwangerschaft vor: Es sorgt dafür, dass die Gebärmutter bereit ist, eine befruchtete Eizelle aufzunehmen, und unterstützt das Wachstum des Embryos in den frühen Phasen der Schwangerschaft. Dabei verhindert Progesteron vorzeitige Wehen und trägt zur Erhaltung der Schwangerschaft bei.

Unabhängig davon, ob eine Schwangerschaft eintritt oder nicht, wirkt Progesteron dem wässrigen, quellenden Element des Estradiols entgegen, indem es das Wachstum der Gebärmutterschleimhaut begrenzt und den Körper auf die Menstruation vorbereitet, falls keine Befruchtung stattgefunden hat. Mit oder ohne Schwangerschaft – Progesteron setzt den Wirkungen des Östrogens natürliche Grenzen.

Testosteron ist auch für Frauen wichtig! Obwohl Testosteron oft als „männliches Hormon" gilt, spielt es auch bei Frauen eine wichtige Rolle. Es wird in den Eierstöcken und Nebennieren produziert, allerdings in deutlich geringeren Mengen als bei Männern. Testosteron ist maßgeblich an der Regulierung des sexuellen Verlangens beteiligt, und ein niedriger Spiegel kann bei Frauen zu einer verringerten Libido führen. Darüber hinaus unterstützt den Aufbau von Muskelgewebe und trägt, ähnlich wie Östrogen, zur Knochengesundheit bei. Ein Mangel an Testosteron kann daher auch bei Frauen – ähnlich wie bei Männern – zu verminderter Energie, Müdigkeit und einer schlechteren Stimmung führen.

Die Sexualhormone in der weiblichen Biografie: Die Wirkung dieser Hormone verändert sich im Laufe des Lebens einer Frau ständig: Innerhalb eines Monats schwanken die Hormonspiegel, und das ist noch gar nichts im Vergleich zu den Veränderungen während einer Schwangerschaft und der darauffolgenden Stillzeit. Auch im großen Zyklus der Lebensphasen gibt es vielfältige Veränderungen: Während der Pubertät sorgen die Hormone für die Entwicklung der Geschlechtsorgane und den weiblichen Körperbau. Im fruchtbaren Alter regulieren sie den Menstruationszyklus und die Fruchtbarkeit. Mit Beginn der Wechseljahre, wenn die Hormonproduktion in den Eierstöcken nachlässt, kommt es zu tiefgreifenden Veränderungen im Körper. Diese können mit Symptomen wie Hitzewallungen, Schlafstörungen und Stimmungsschwankungen einhergehen.

Wie bereits erwähnt, hat jedes Hormon nicht nur eine körperliche, sondern auch eine tiefgreifende seelische Wirkung – ich habe hierfür den Begriff des Kraftfeldes eingeführt. Da dieser Zusammenhang für uns besonders wichtig ist, möchte ich die Wirkung auf die Seele noch einmal separat zusammenfassen:

Schwankungen im Hormonhaushalt können große Lebensfreude und richtig gute Laune auslösen. Auch die Lust auf Sex verändert sich im Laufe des Zyklus. Andererseits können solche Schwankungen auch zu getrübter Stimmung, Reizbarkeit oder sogar depressiven Verstimmungen führen. Klassiker in diesem Zusammenhang sind das prämenstruelle Syndrom (PMS), die Schwangerschaft, die Stillzeit und natürlich auch die Wechseljahre.

Männer und ihre Hormone

Setzen wir unsere Betrachtung nun beim Mann fort: Im Vergleich zur Frau sind die Wirkungen und vor allem die Hormonschwankungen beim Mann deutlich überschaubarer.

Beginnen wir mit dem führenden männlichen Hormon, dem Testosteron:

Es wird überwiegend in den Hoden produziert, in geringeren Mengen auch in den Nebennieren. Seine bekannteste Wirkung zeigt sich im Bereich der Sexualität – zum Beispiel sind Erektionsfähigkeit und Spermienproduktion vom Testosteron abhängig. Aber es beeinflusst auch viele andere körperliche Eigenschaften, wie Muskelmasse und Kraft. Testosteron ist entscheidend für die Aufrechterhaltung des sexuellen Verlangens (Libido), und ein Mangel kann folgerichtig zu einem Verlust der Libido und Fruchtbarkeitsproblemen führen.

Die Rolle von Testosteron für die mentale Leistungsfähigkeit wird oft unterschätzt – ein wichtiges Thema, das wir weiter unten noch vertiefen werden.

Während der Pubertät fördert Testosteron die Entwicklung des typisch männlichen Körperbaus: Es beeinflusst nicht nur die Geschlechtsorgane, sondern sorgt auch neben der Zunahme der Muskelmasse für das Wachstum von Körper- und Gesichtshaar und die Vertiefung der Stimme. Ein Testosteronmangel im Alter ist deshalb oft schon an der veränderten Stimmlage erkennbar.

Wie bereits angedeutet, spielt Testosteron auch entscheidende Rolle für die Gesundheit des Herz-Kreislauf-Systems, da es einen wesentlichen Einfluss auf die kardiovaskulären Stammzellen ausübt. (2) Aber was um Himmels Willen sind eigentlich Stammzellen?

Einfach gesagt: Stammzellen sind ein körpereigenes, individuelles Reparatursystem, das jeder Mensch besitzt. Wahnsinn, oder? Sie haben eine große Bedeutung bei der Heilung von Schäden. Diese Zellen stammen aus dem Knochenmark, also tief aus unserem Inneren – gewissermaßen aus einem „Bergwerk" in uns drin.

Es ist wichtig, folgenden Punkt zu verstehen: Das Herz ist ein Organ mit einer extrem schwachen Regenerationsfähigkeit. Seine Zellen teilen sich praktisch nicht mehr.

Ganz anders sieht es zum Beispiel im Darm aus, wo die Schleimhaut nie älter als maximal eine Woche wird. Mit anderen Worten: Selbst bei einem 100-jährigen Menschen ist der Darm ständig dabei, sich zu erneuern – wie bei einem Säugling. Beim Herzen hingegen ist die Regeneration fast unmöglich.

Ich möchte jedoch anmerken, dass wir in meiner Herzpraxis seit vielen Jahren andere Erfahrungen machen. Mit gut durchdachten, ganzheitlichen Therapieverfahren sehen wir durchaus, dass eine Regeneration des Herzens möglich ist. Dennoch bleibt es dabei. Das Herz lässt sich nur sehr schwer zur Regeneration anregen.

Wenn ich mit orthopädischen Kollegen spreche und höre, wie sie es als ganzheitlich denkende Ärzte schaffen, zum Beispiel den Knorpel im Knie wieder zur Regeneration zu bringen, staune ich immer über die Geschwindigkeit, mit der das möglich ist. Sie sprechen von Wochen bis Monaten - ich hingegen von vielen Jahren. Da werde ich schon ein bisschen neidisch! Aber jammern hilft nicht, ich habe mich für die ganzheitliche Herzmedizin entschieden und nicht für Orthopädie.

An dieser Stelle sei gesagt, dass genau dieser Umstand für mich am Beginn meiner Recherche zu diesem Thema eine wesentliche Triebfeder war, mich intensiver mit den Sexualhormonen zu beschäftigen. Wenn diese Hormone tatsächlich die Kraft haben, das Herz wieder regenerieren zu lassen, ist das für mich Grund genug, dem Thema gründlich nachzugehen – neben all den anderen Aspekten wie erfüllte Sexualität, Mann-Sein und Frau-Sein, Liebe leben und so weiter.

Jetzt verstehen wir auch, warum ich in einer ärztlichen Fortbildung den Leitsatz gelernt habe, dass die erektile Dysfunktion dem Herzinfarkt um circa fünf bis sieben Jahre vorausgeht. Oha, und ja, der Praxisalltag bestätigt das immer wieder! Wir werden dieses Thema noch intensiver behandeln.

Auch für Männer sind Östrogen und Progesteron zwingend notwendig! Östrogen spielt auch bei Männern eine wichtige Rolle, da es den Knochenstoffwechsel reguliert und die Knochengesundheit erhält. Zudem unterstützt es die Gesundheit des kardiovaskulären Systems. Besonders Progesteron trägt zum hormonellen Gleichgewicht bei, indem es als milder Aromatasehemmer die Umwandlung von Testosteron in Östrogen hemmt. Das ist wichtig, weil eine Überproduktion von Östrogen bei Männern zu erheblichen Problemen führen kann – dazu später mehr.

Hormone habe Effekte auf die männliche Seele: Die Sexualhormone, insbesondere Testosteron, beeinflussen nicht nur die körperliche Kraft eines Mannes, sondern auch seine mentale Leistungsbereitschaft, Motivation, sein Selbstbewusstsein und seine seelische Stabilität. Testosteron unterstützt die Fähigkeit, sich zu fokussieren und gesetzte Ziele zu verfolgen. Eine problematische Seite des Hormons kann jedoch bei hohen Hormonspiegeln eine Neigung zur Aggressivität sein – etwas, das wir vor allem bei jungen Männern manchmal beobachten können.

Ein ausgewogener Testosteronspiegel hilft einem Mann, die Herausforderungen im Berufsleben und auch im privaten Bereich zu bewältigen. Niedrige Testosteronwerte hingegen können das Gegenteil bewirken: das Gefühl nicht mehr dem Leben gewachsen zu sein – was sich ebenfalls in Aggressivität äußern kann. Häufig führt ein Mangel auch zu einer niedrigeren Stressschwelle, fehlender Motivation im Alltag und

Schwierigkeiten, den Fokus zu halten. In manchen Fällen kann ein Testosteronmangel sogar zu einer hormonell bedingten Angststörung führen.

Die Sexualhormone in der männlichen Biografie: Die Veränderungen der Sexualhormone beim Mann sind längst nicht so komplex und spektakulär wie bei Frauen. Der Testosteronspiegel erreicht seinen Höhepunkt meist in der Pubertät und bleibt bis zum frühen Erwachsenenalter relativ stabil. Typischerweise ist der Testosteronspiegel morgens am höchsten und abends am niedrigsten, weshalb wir auch die spontane morgendlichen Erektion beobachten. Ab etwa dem 30. Lebensjahr beginnt der Testosteronspiegel dann allmählich zu sinken.

Der Rückgang des Testosteronspiegels verläuft von Mann zu Mann unterschiedlich, kann jedoch erhebliche Auswirkungen auf das Leben haben: mangelnde Motivation für die Herausforderungen des Alltags, Abnahme der Libido, Erektionsstörungen, Muskelabbau, Gewichtszunahme, Müdigkeit und sogar Depressionen. Das führt schnell zu einem Teufelskreislauf: Müdigkeit, Depressionen und nachlassende Muskelkraft begünstigen Erektionsstörungen, und diese wiederum ziehen oft depressive Verstimmungen nach sich.

Exkurs: Östrogene in der Umwelt und Männergesundheit

Unsere Umwelt weist einen immer höheren Gehalt an diversen Östrogenen und östrogenwirksamen Substanzen auf – und das hat erhebliche Auswirkungen auf die männliche Gesundheit!

Der Zusammenhang zwischen Umweltöstrogenen und der männlichen Fortpflanzung, insbesondere der Spermienqualität, ist ein wachsendes Forschungsfeld, das in den letzten Jahrzehnten zunehmend Beachtung gefunden hat. Künstlich erzeugte Östrogene und östrogenähnliche Substanzen in der Umwelt, auch bekannt als endokrine Disruptoren, können ein ernstes Problem darstellen.

Woher kommen die Östrogene in der Umwelt? Medikamente wie die Antibabypille enthalten synthetische Östrogene, die nach der Einnahme über den Urin ausgeschieden und ins Abwassersystem gespült werden. Auch in der modernen Tierzucht kommen Hormone zum Einsatz, die schließlich über die Gülle ins Trinkwasser gelangen können.

Ein weiteres Problem sind Substanzen wie Bisphenol A (BPA), Phthalate und bestimmte Pestizide, die eine östrogenähnliche Wirkung haben. Sie finden sich in Kunststoffen, Kosmetika und vielen Alltagsgegenständen. Diese Stoffe binden sich an die Hormonrezeptoren und stören damit das Hormongefüge von Männern und Frauen erheblich. Natürlich sind auch Tiere in der Natur davon betroffen. Man spricht bei solchen Substanzen mit hormonähnlicher Wirkung von Disruptoren, da sie die biochemischen Kaskaden der Stoffwechselwege unterbrechen. Das kann fatale Auswirkungen auf das gesamte Hormonsystem haben.

Stellt sich noch die Frage, wo diese merkwürdig klingenden Substanzen eigentlich vorkommen? Bisphenol A (BPA) und Phthalate sind weit verbreitete Stoffe, die in Kunststoffen und Plastik als so genannte Weichmacher eingesetzt werden – sei es im Haushalt, in Kosmetika oder sogar in Medizinprodukten, um nur ein paar Beispiele zu nennen. Tatsächlich sind sie in unserem Alltag nahezu überall präsent. Kein Wunder also, dass einige Menschen bewusst darauf verzichten, Getränke aus Plastikflaschen zu trinken. Ich handhabe das genauso und greife nur in Ausnahmefällen, etwa auf Reisen, zu einer Plastikflasche, wenn es keine andere Wahl gibt. Übrigens können Sie beim Kauf einer Trinkflasche darauf achten, dass diese ohne Weichmacher hergestellt wurde.

Fassen wir die geschilderten Phänomene von Mann und Frau zusammen: Bei der Frau erleben wir einen ausdrucksstarken, sehr variablen und schnell beeinflussbaren Tanz der Hormone. Beim Mann dagegen sind die Schwankungen deutlich geringer, was eher für Konstanz spricht.

Bevor wir nun weitergehen, wollen wir die Polarität von Ei und Spermium etwas genauer unter die Lupe nehmen.

Polarität und Steigerung – Eizelle und Spermium

Beginnen wir wieder mit der Frau: Alle Eizellen der fortpflanzungsfähigen Frau wurden bereits während ihrer Embryonalentwicklung angelegt. Zum Zeitpunkt des Eisprungs sind sie also schon viele Jahrzehnte alt. Außerdem ist die menschliche Eizelle die größte Zelle im menschlichen Körper – sie ist theoretisch gerade noch ohne Mikroskop sichtbar. Mit einem Durchmesser von etwa 110 Mikrometern (µm) ist sie im Vergleich zu anderen Zellen enorm groß. Zum Beispiel haben rote Blutkörperchen nur einen Durchmesser von etwa 6 bis 8 Mikrometern (µm).

Die runde Eizelle ist mit ihrem hohen Nährstoffgehalt geballte, pure Lebenskraft – und das ist auch notwendig, denn nach heutigem Wissen muss sich der winzige Embryo in der Zeit bis zur Einnistung selbst versorgen. Entsprechend hoch ist auch der Gehalt an Mitochondrien, den „Kraftwerken" der Zelle, in der Eizelle.

Allerdings ist die Eizelle nicht aus eigener Kraft beweglich; sie wird vom Eileiter transportiert. Metaphorisch gesprochen: Sie ruht in sich, sie verkörpert das Sein – sie ist das Sein an sich.

Die Spermien des Mannes sind in jeder Hinsicht das genaue Gegenteil der Eizelle: Sie werden fortlaufend im Hoden neu gebildet – beim gesunden Mann sind das etwa 100 bis 300 Millionen pro Tag! Spermien sind fadenförmig, länglich und relativ

41

klein und. Sie bestehen aus zwei verschiedenen Teilen: dem Kopf, der die männliche DNA – also das Erbgut – enthält, und dem Schwanz, der für die Fortbewegung zuständig ist.

Der Kopf steckt voll geballter Information, während der Schwanz geballte Kraft repräsentiert. Der Schwanz besteht aus Fibrillen, die die Fortbewegung ermöglichen – man kann sie sich wie winzige Muskelstränge vorstellen. Um diese Fibrillen herum sind Mitochondrien angeordnet, die die nötige Energie liefern. Insgesamt ist so ein Spermium etwa 50 Mikrometer lang.

Beim Eindringen in die Eizelle wird der Schwanzbereich des Spermiums abgestoßen, und nur der Kopf wird von der Eizelle aufgenommen. Das ist in vielerlei Hinsicht sehr interessant! Zum einen bedeutet es, dass die Mitochondrien ausschließlich von der Mutter auf das Kind vererbt werden – und nicht vom Vater! Mit anderen Worten: Die Grundlage der Lebensenergie, die in jedem Bruchteil einer Sekunde von den Mitochondrien bereitgestellt werden muss, stammt von der Mutter. Ist das nicht unglaublich im hier geschilderten Zusammenhang? Die Frau, mit all ihrer oben beschriebenen Lebenskraft, die ein Kind ernähren und erschaffen kann, gibt das Werkzeug dieser Lebenskraft – ihre Mitochondrien – an alle Nachkommen und damit an alle zukünftigen Generationen weiter! Nebenbei bemerkt: Wie lange könnten wir wohl mit einer zusammengebrochenen mitochondrialen Funktion überleben? Keine Zehntelsekunde! Oder anders gesagt: Ohne die weibliche Lebenskraft wären wir nicht einmal eine Zehntelsekunde überlebensfähig!

Lassen wir das Bild noch weiter auf uns wirken: die Kraft des Spermienschwanzes ist eine unabdingbare Voraussetzung für die Befruchtung – ohne diese Fortbewegungskraft läuft gar nichts. Doch die Befruchtung selbst erfolgt ausschließlich durch den informativen Teil des Spermiums, also den Kopf, und nicht über den kraftvollen Anteil des Schwanzes.

Bei der Befruchtung verschmelzen also die weibliche Lebenskraft – die Substanz der im Sein ruhenden Eizelle – und der informative Impuls des Spermiums. Das neugeborene Kind ist damit die Steigerung der männlichen und weiblichen Polarität! Zu diesem Aspekt werden wir immer wieder aus verschiedenen Perspektiven zurückkehren.

Bevor wir diesen Gedanken verlassen, noch ein spiritueller Aspekt zur Empfängnis: Empfängnis bedeutet die Öffnung der Frau für die inkarnationsschaffenden Kräfte des Mannes – so weit, so gut. Aber es geht noch weiter: Sie beinhaltet auch die Öffnung der Frau gegenüber dem noch nicht inkarnierten geistig-seelischen Wesen. Es findet also eine doppelte Empfängnis statt – eine physische vom Mann und eine geistige aus der Welt der Ungeborenen.

Meine Praxispartnerin Anja Peters spricht häufig mit ihren Patientinnen über diesen Punkt, vor allem mit denen, die verzweifelt versuchen, schwanger zu werden. Der erste Schritt bei ungewollter Kinderlosigkeit ist die seelische Hinwendung der Frau zur Welt der Ungeborenen. Dies bedeutet auch eine seelische Einladung an einen zukünftigen Menschen, etwa durch Kontemplation oder Meditation.

Exkurs: Chronos und Kairos

Chronos und Kairos sind zwei Begriffe aus dem antiken Griechenland und repräsentieren unterschiedliche Aspekte der Zeit. Chronos steht für die lineare, messbare Zeit – die Zeit, die wir in Stunden, Tagen oder Jahren zählen. Kairos hingegen symbolisiert den qualitativen Aspekt der Zeit, den richtigen, bedeutsamen Moment.

Der junge Wissenschaftszweig der Chronobiologie untersucht die Rhythmen in der Natur – und natürlich auch im Menschen. Dabei unterscheiden wir Rhythmen, die im Sekundenbereich ablaufen, 24-Stunden-Rhythmen, Wochenrhythmen, Monatsrhythmen, Jahresrhythmen und sogar solche, die sich über Jahrzehnten erstrecken.

Offensichtlich trägt der weibliche Zyklus mit seinem Auf und Ab der verschiedenen Hormone eine chronobiologische Zeitgestalt in sich – er ist also ein Ausdruck von Chronos. Das Geschehen wiederholt sich im Rhythmus, wobei jede Wiederholung winzige Momente der Veränderung mit sich bringt, sonst wäre es nur ein starrer Takt. Für eine tiefere Auseinandersetzung verweise ich auf mein Buch „Gesundmacher Herz".

Die Voraussetzung für die Empfängnis ist der eingeübte weibliche Organismus, der im An- und Abschwellen der Hormone und im Auf- und Abbau der Gebärmutterschleimhaut seine rhythmische Ordnung findet. All das sind Elemente von Chronos – die zyklische Zeitgestalt, die die Basis für feminine Lebendigkeit bildet.

Die Empfängnis selbst hingegen ist ein Moment von Kairos. Die Spermien müssen genau zum richtigen Zeitpunkt in der Gebärmutter oder im Eileiter sein, sonst funktioniert es mit der Befruchtung nicht.

Auch wenn es sich bei einer ungewollten Schwangerschaft vielleicht nicht so anfühlen mag, ist die Möglichkeit der Empfängnis – aus einer anderen Perspektive betrachtet – ein großes Wunder. Das Zeitfenster dafür ist sehr klein. Egal, ob man verzweifelt versucht, ein Kind zu zeugen, oder eine Empfängnis vermeiden möchte – die Herausforderung besteht darin, dieses Zeitfenster richtig einzuschätzen und den richtigen Moment abzupassen.

Charakterisieren wir zusammenfassend noch einmal die große Polarität zwischen Mann und Frau: Bei der Frau erleben wir den Tanz der Hormone – oder besser gesagt, den zyklischen Tanz ihrer Kraftfelder, deren physischer Ausdruck die Hormone sind. Beim Mann hingegen dominiert die Konstanz.

Die Eizelle ruht in sich und verkörpert geballte Lebenskraft, während die Spermien sich in einer fortwährenden Produktion befinden und zielgerichtet darauf ausgerichtet sind, Information voranzubringen.

Anders ausgedrückt: Die Frau bringt geballte Lebenskraft und starke seelische Energie mit, während der Mann physische Kraft sowie die Fähigkeit mitbringt, den Fokus zu halten und eine Tat zu vollenden – also Bewusstsein und körperliche Stärke.

Unvorbereitete Männer – was passiert, wenn Männer ernsthaft krank werden

Diese Polarität hat im Alltag viele Konsequenzen: Eingangs habe ich das fiktive, aber dennoch oft erlebte Beispiel des Herrn Matthias Neumeyer erwähnt. Für Herrn Neumeyer brach mit dem Herzinfarkt die Welt zusammen!

Aber warum eigentlich? Das mag provokant klingen, aber es gibt einen großen Unterschied zwischen Männern und Frauen im Umgang mit dem eigenen Körper. Frauen lernen ab der Pubertät, sich intensiv mit ihrem Körper auseinanderzusetzen. Schon vor einer Übernachtung außer Haus überlegen sie, ob sie Tampons oder Ähnliches einpacken müssen. Dann wollen die Jungs an den Badesee und Spaß haben, während ein Mädchen vielleicht absagt, weil sie ihre Tage hat. Über solche Fragen denken männliche Jugendliche und junge Männer nicht nach. Sie haben einen Körper, der einfach funktionieren soll, – und fertig. Im Erwachsenenalter geht es oft genauso weiter: Der Körper soll beim Sport und im Bett fit sein und einen ansonsten möglichst problemlos von A nach B bringen.

Ich will das nicht bewerten, sondern einfach auf die vielfältigen Erfahrungen aus meiner Sprechstunde und meinem eigenen Leben hinweisen: Im Falle einer Erkrankung sind Frauen den Männern fast immer haushoch überlegen, wenn es darum geht, damit umzugehen. Männer hingegen sind auf der Gefühls- und Handlungsebene oft heillos überfordert.

Übrigens merken Frauen auch oft viel früher als ihre Männer, wenn sie dabei sind, krank zu werden. Deshalb gehen sie auch schneller und früher zum Arzt. Viele Männer hingegen werden von ihren Frauen geschickt oder kommen zumindest anfangs nicht aus eigener Einsicht.

Deshalb rate ich Männern immer wieder, in Gesundheitsfragen auf ihre Frau zu hören. Das bedeutet nicht, die Verantwortung abzugeben! Ein Mann sollte sehr wohl wissen, welche Tabletten er nimmt, welche Nahrungsergänzungsmittel ihm seine Frau morgens hinstellt und wie sein Vitamin-D-Wert aussieht. Leider ist es oft so, dass Männer in meiner Sprechstunde keine Ahnung haben – ihr Blick wandert hilfesuchend zu ihrer Frau, oder sie rufen sie hektisch an. Meistens kann die Frau dann sofort die gewünschte Auskunft geben. Aber das ist nicht gut, und das sei klar gesagt: Das ist keine männliche Eigenverantwortung!

Trotzdem rate ich dringend, die Bemerkungen der Ehefrau oder Freundin zu gesundheitlichen Themen und Beobachtungen sehr ernst zu nehmen. In vielen Fällen wird sich ihre Vermutung bewahrheiten – ich spreche da auch aus eigener, leidvoller Erfahrung!

Zusammengefasst haben viele Männer in Sachen körperlicher und seelischer Gesundheit noch viel Wachstumspotential! Aber Wachstumspotenzial ist doch immer etwas Schönes, oder?

Bevor jetzt Leserinnen oder Leser ärgerlich werden und mir längst überholte Rollenklischees unterstellen, möchte ich auf die späteren Teile dieses Buches verwiesen. Dort werde ich mögliche Wege zur Aussöhnung zwischen den eigenen männlichen und weiblichen Anteilen aufzeigen. Aber bisher haben wir uns schlicht biologische Tatsachen angesehen und versucht, diese mit einem Verständnis der dahinterliegenden Kräfte zu verknüpfen. Anders ausgedrückt: Die Biologie der Zweigeschlechtlichkeit weist uns auf große und mächtige Prinzipien der Schöpfung oder Evolution hin. Nennen Sie es Schöpfung oder Evolution – das ist letztlich unwichtig, denn es führt uns zu den gleichen grundlegenden Urprinzipien.

Zum Weiterlesen:

Gottfried, Sara, Die Hormonkur, VAK 2014

Wenn die Potenz schwindet

Wann ist ein Mann ein Mann?

H. Grönemeyer

Ich schreibe an diesem Text und wache eines Morgens mit folgendem Bild auf: Ein Felsen steht im Meer, mitten im Ozean. Mal kommen die Wellen von Osten, mal von Westen, mal ist es windstill, mal stürmisch, mal sonnig, mal neblig. Der Felsen bleibt Felsen, das Meer bleibt Meer.

Während ich langsam wacher werde, denke ich an die längst vergangene Zeit im Krankenhaus, wo ich Anja kennengelernt habe. Wir hatten gemeinsam an einem argentinischen Tangokurs teilgenommen, den wir als Klinikmitarbeiter organisiert hatten. Auch hier sehe ich im Grunde dasselbe Bild: Die Frau bewegt sich in ausdrucksstarken Pirouetten um den Mann. Egal ob beim europäischen Standardtanz oder beim Tango Argentino – es braucht zwingend die Polarität zwischen Mann und Frau. Der Mann setzt die Impulse, die Frau gestaltet sie aus. Wenn diese Polarität nicht gegeben ist, wird es mit dem Tanz nichts.

Herbert Grönemeyers Frage aus seinem Album „Bochum", wann ein Mann ein Mann ist, ist heute wahrscheinlich noch aktueller als 1984, dem Jahr, in dem das Album erschien. Die letzten Jahre und Jahrzehnte haben eine tiefe Verunsicherung in Bezug auf diese Frage hervorgerufen. Doch diese Verunsicherung könnte – so hoffe ich – auch den Beginn einer neuen, zukunftsgerichteten Auseinandersetzung mit dem Thema Männlichkeit markieren!

Auf den folgenden Seiten werden wir einige Aspekte dieser Frage näher beleuchten.

Ein Symptom mit vielen Facetten: Probleme mit der Erektion

Beginnen wir bei einem sehr körperlichen Problem – der erektilen Dysfunktion. Aber was genau bedeutet das? Es bezeichnet die wiederholte Unfähigkeit, eine Erektion zu bekommen oder aufrechtzuerhalten, die für den Geschlechtsverkehr ausreicht. Das Problem kann gelegentlich oder auch regelmäßig auftreten.

Natürlich können Operationen im Becken, Eingriffe wie Bestrahlungen oder Verletzungen die Ursache sein – das ist jedoch in einer allgemeinmedizinischen Praxis eher selten. Häufiger sind Erektionsprobleme die Folge einer subtile Nervenschädigung, wie sie bei Diabetes auftreten kann. Zu einem späteren Zeitpunkt werden wir noch auf die seelischen Aspekte des Themas eingehen. Für den Moment bleiben wir jedoch bei der körperlichen Ebene.

Meistens kommen zwei große Themenkomplexe als Ursache infrage: Zum einen der relative Testosteronmangel beim älter werdenden Mann und zum anderen eine Mangeldurchblutung der kleinen Gefäße. Es handelt sich also einerseits um ein hormonelles Problem und andererseits um ein Problem des Herz-Kreislaufsystems. Und doch hängen beide Themen sehr eng zusammen, wie wir gleich sehen werden.

Wenden wir uns zunächst dem relativen Testosteronmangel im fortschreitenden Alter zu. Die Testosteronproduktion in den Hoden erreicht im jungen Erwachsenen Alter ihren Höhepunkt. Der Abfall des Testostern in den nachfolgenden Jahrzehnten ist von Mann zu Mann sehr unterschiedlich. Bei manchen wird er bereits mit 40 Jahren spürbar, während ich 80-jährige Patienten habe, deren Hormonstatus dem eines jungen Mannes gleicht. Übrigens ist ein Absinken des männlichen Geschlechtshormons keine unumkehrbare Tatsache. Es kann auch vorübergehend durch zu viel Stress verursacht sein und sich von selbst wieder bessern. Außerdem lassen sich Veränderungen im Lebensstil vornehmen, die die Testosteronproduktion verbessern können. Wenn das nicht ausreicht, besteht auch die Möglichkeit, Testosteron bei entsprechender Indikation zuzuführen.

In der Regel kommt es lange bevor Erektionsprobleme auftreten zu einem allgemeinen Verlust an Vitalität, Spannkraft im Alltag, Gedächtnisproblemen und einer verminderten Fähigkeit, sich zu fokussieren. Natürlich ist es im Laufe eines Lebens völlig normal, Phasen Müdigkeit und mangelnder Spannkraft zu erleben. Deshalb wird die erektile Dysfunktion auch als ein Zustand definiert, bei dem penetrativer Geschlechtsverkehr über einen Zeitraum von mehr als sechs Monaten nicht möglich ist. (3) Die Gabe von Testosteron kann bei richtiger Indikation und Anwendung die beschriebenen Probleme lindern oder sogar komplett beheben. Später werden wir noch genauer auf die Diagnostik und die verschiedenen therapeutischen Möglichkeiten eingehen.

An dieser Stelle sei bereits darauf hingewiesen, dass es einen wichtigen Zusammenhang zwischen der allgemeinen Lebenskraft, also der Funktionsfähigkeit der Mitochondrien, und dem Testosteron gibt. Wie schon erwähnt, sind die Mitochondrien die Zellorganellen – also die „Organe" der Zelle –, die die Energie für jede körperliche Tätigkeit bereitstellen. Und so viel sei schon mal verraten: Bei der erektilen Dysfunktion stellt sich auch die Frage, ob wirklich ein Hormonmangel vorliegt oder ob es sich um eine Fehlfunktion dieser Mitochondrien handelt.

Bevor wir uns der der nächsten Fragestellung zuwenden, möchte ich noch auf einen seelischen Aspekt aufmerksam machen: Natürlich können seelische Verstimmungen in der Partnerschaft sowie Stress, Sorgen und Nöte zu Problemen mit der Standhaftigkeit führen. Das kann dann unter Umständen einen schwierigen partnerschaftlichen Konflikt nach sich ziehen.

Ich finde es immer wieder verblüffend, wie ein einziger blöder Gedanke oder eine für mich in diesem Moment unpassende Bemerkung meiner Partnerin innerhalb von Sekunden dafür sorgen kann, dass das Blut aus dem Penis weicht. Solche Situationen können sich leicht zu einer unguten Gemengelage in der Partnerschaft entwickeln. Manchmal lässt sich das durch ein einfühlsames Gespräch klären (4), und wenn das nicht ausreicht, kann supervisorische Unterstützung hilfreich sein. Wichtig ist: Leistungsdruck – ob körperlich oder seelisch – ist absolut kontraproduktiv!

Eine ungünstige Allianz: Bauchfett und Testosteron

Das ganze Thema hat für uns Männer noch einen weiteren unangenehmen Aspekt: Die Umwandlung von Testosteron in Östrogen findet im Fettgewebe statt, und dieses ist geradezu prädestiniert für die Bildung von Östrogen aus Testosteron. Dummerweise reduziert Fettgewebe gleichzeitig auch die Aktivität von Progesteron. Wenn ich hier von Fett spreche, meine ich vor allem das Bauchfett. Die Konsequenz daraus: Bauchfett erhöht das Östrogen, während es gleichzeitig den Testosteronspiegel senkt. Das führt wiederum dazu, dass ein Testosteronmangel die Kraft schwinden lässt, sich durchzusetzen – auch gegen sich selbst, also den berüchtigten inneren Schweinehund. Damit kommen wir zur bitteren Erkenntnis: Bauchfett fördert Testosteronmangel, und Testosteronmangel wiederum begünstigt die Bildung von Bauchfett. Zu allem Übel entstehen im Bauchfett auch noch entzündungsfördernde Substanzen, die krank machen können – zum Beispiel, indem sie Herzkreislauferkrankungen und andere chronische Leiden des fortgeschrittenen Alters begünstigen. Und als wäre das nicht genug, hat Östrogen im Körper auch noch eine stärkere Wirkungskraft als Testosteron.

Deshalb ist es notwendig und sinnvoll, sich als Mann gegen zu viel Estradiol zu wehren – wie das genau geht, werden wir später noch besprechen. Für den Moment reicht es zu verstehen, dass Estradiol und andere östrogenwirksamen Substanzen oft durch menschengemachte Umwelteinflüsse oder selbst verursachte Faktoren wie Übergewicht im männlichen Organismus überhandnehmen. Und das ist alles andere als günstig.

Leider haben auch viele Medikamente einen ungünstigen Einfluss auf die Erektion und können damit eine Ursache für erektile Dysfunktion sein. Dies gilt auch für einige kardiologische Medikamente. Eine ausführliche Aufstellung dazu finden Sie im Anhang.

Sehr häufig liegt eine Kombination verschiedener Faktoren vor: Hormonmangel, ungenügende mitochondriale Funktion und Übergewicht. Wobei Übergewicht sowohl eine Folge als auch eine Ursache der mitochondrialen Fehlfunktion sein kann. Damit stellt sich die Frage, was die eigentliche Ursache für eine Fehlfunktion der Mitochondrien sein könnte. Jetzt wird deutlich, dass eine vernünftige, ganzheitliche Diagnostik bei erektilen Problemen ziemlich komplex ist.

Im letzten Kapitel haben wir bereits den brutalen Satz kennengelernt, dass die erektile Dysfunktion dem Herzinfarkt um etwa 5 - 7 Jahre vorausgeht. Das ist natürlich nicht in Stein gemeißelt – es kann auch früher oder später auftreten oder sogar gar nicht. Interessant ist jedoch die Korrelation zwischen Erektionsprobleme und Herz-Kreislauf-Erkrankungen.

In diesem Zusammenhang denken wir zunächst an die Durchblutung der kleinen Gefäße. Der Penis kann beim Mann als eine Art Anzeige dafür dienen, wie es um die Durchblutung dieser kleinen Gefäße bestellt ist. Ist die Durchblutung schlecht, werden Erektionsprobleme höchstwahrscheinlich ebenfalls auftreten. In der kardiologischen Praxis sehen wir Patienten mit teils heftigen pectanginösen Beschwerden, bei denen die großen Herzkranzgefäße jedoch unauffällig sind. In der Regel wird dies durch ein CT, MRT oder sogar durch eine Herzkatheteruntersuchung ausgeschlossen. Wenn also bei einem Mann durch diese Untersuchungen eine Verengung der großen Herzkranzgefäße ausgeschlossen wurde, aber weiterhin pectanginöse Beschwerden – also Druck auf der Brust, möglicherweise mit Ausstrahlung in den linken Arm – und gleichzeitig eine erektile Fehlfunktion vorliegt, handelt es sich mit sehr hoher Wahrscheinlichkeit um ein Problem der kleinen Gefäße.

Leider finden diese kleinen Gefäße in der modernen Kardiologie nur in der Forschung gebührend Anerkennung, im praktischen Alltag des Krankenhauses oder in der Praxis eines niedergelassenen Kardiologen jedoch kaum. Das ist schade, denn die Gesamtlänge aller Blutgefäße bei einem normal großen Mann entspricht dem 1,5-fachen des Erdumfangs – das sind immerhin rund 60.000 km. Davon entfallen auf die großen Gefäße, wie die große Körperschlagader (Aorta) oder die Herzkranzgefäße, gerade einmal 1,5-2 m.

Diagnostik bei erektiler Dysfunktion

Wie wird in einer solchen Situation diagnostisch vorgegangen?

Am Anfang steht selbstverständlich die Anamnese, bei der Themen wie Erektionsfähigkeit, Sexualleben und mögliche Stressoren im Leben besprochen werden. Im Labor erfolgt dann in eine morgendliche Blutabnahme, um den Testosteronwert und beispielsweise den PSA-Wert zu bestimmen. Warum morgens? Weil der Testosteronspiegel in den Morgenstunden am höchsten ist. Der PSA-Wert wird gemessen, um ein eventuell vorliegendes Prostatakarzinom frühzeitig und vor Beginn einer Therapie zu entdecken. Ein eventueller Testosteronmangel sollte durch eine zweite Messung ebenfalls am Morgen bestätigt werden.

Besteht nun eine entsprechende Indikation, wird vor der Gabe von Testosteron die Prostata untersucht, um, wie bereits erwähnt, ein Prostatakarzinom auszuschließen. Außerdem ist eine grundlegende kardiologische Untersuchung sinnvoll, wobei die Leitlinien ein EKG empfehlen. (5) Soweit das leitliniengerechte Vorgehen. Es kann jedoch sehr sinnvoll, in solchen Fällen ein umfangreicheres diagnostisches Vorgehen einzuschlagen.

Mancher Herzpatient hat den Weg in unsere Sprechstunde nicht wegen einer offensichtlichen kardialen Symptomatik gefunden, sondern wegen erektiler Dysfunktion. Der betroffene Mann bemerkt also nicht, dass er kurz vor einem Herzinfarkt steht, sondern ist vielmehr von der fehlenden Standhaftigkeit im Bett genervt. Übrigens sei betont, dass sich ein Herzinfarkt tatsächlich immer wieder ohne Vorwarnung einstellt – das ist schon tückisch, um nicht zu sagen ziemlich gemein! So kommt es häufig vor, dass die unbefriedigende Standhaftigkeit beim Sex der eigentliche Grund ist, zu uns zu kommen. Dabei zeigen sich dann oft zwei oder mehr grundlegende gesundheitliche Probleme:

Es kann sich herausstellen, dass eine ernstzunehmende Herzproblematik vorliegt und zusätzlich vielleicht auch noch ein hormonelles Problem. Oder aber im Gespräch kommen seelische Fragen zur Sprache, die auch die Partnerschaft betreffen. Wenn ein Mann grundsätzlich in der Lage ist, eine Erektion zu bekommen, aber nicht (mehr) mit seiner Partnerin, wird deutlich, dass das Problem vermutlich nicht organischer Natur ist.

Im Kapitel „Im Wechselbad der Hormone" haben wir bereits gehört, dass das Testosteron einen wesentlichen Einfluss auf die männliche Herzgesundheit hat, insbesondere durch die Wirkung auf Stammzellen.

Daher überrascht es jetzt nicht mehr, dass kardiale Probleme und erektile Dysfunktion über einen Testosteronmangel und die dadurch bedingte reduzierte Regeneration des Herzens sowie über Durchblutungsprobleme der kleinen Gefäße in einem direkten kausalen Zusammenhang stehen.

Insofern ist es sehr sinnvoll, auch eine kardiologische Diagnostik über ein einfaches EKG hinaus durchzuführen – wie wir es zum Beispiel in der Praxis anbieten. Im klassischen EKG werden Probleme oft erst spät sichtbar. Daher führen wir, sofern gewünscht, bei uns auch das dreidimensionale EKG, die so genannte Cardisiographie, durch. Mit diesem hochmodernen, KI- gestützten System können strukturelle und Durchblutungsprobleme des Herzens früher erkannt werden als mit einem klassischen EKG. Während der Schwerpunkt des klassischen EKGs auf dem Erkennen und Klassifizieren von Herzrhythmusstörungen liegt, zeigt die Cardisiographie ihre Stärke im frühzeitigen Aufspüren von Durchblutungsproblemen und Schäden des Herzmuskels.

Diese Methode ergänzen wir bei uns durch eine akustische Untersuchungsmöglichkeit, bei der die Durchblutung der Herzkranzgefäße hörbar gemacht wird (Acarix-Technologie). Die Methode basiert darauf, dass Ablagerungen in Gefäßen Turbulenzen im strömenden Blut verursachen. Diese Turbulenzen können mit diesem Gerät erfasst werden und dienen dazu, Arzt und Patient frühzeitig zu warnen.

So bietet die moderne Medizintechnik Möglichkeiten, Herzerkrankungen sehr früh zu erkennen – und das ganz ohne eingreifende diagnostische Maßnahmen. Das ist ein großer Vorteil, weil Patienten so gezielter für weiterführende Untersuchungen, wie einen Herzkatheter, überwiesen werden können.

Zur weiteren Absicherung der Diagnose sollten dann selbstverständlich auch die klassischen Untersuchungen wie Echokardiographie, Stress-Echokardiographie und andere Verfahren. durchgeführt werden.

Wenn alle Untersuchungsergebnisse vorliegen – also Labor-werte, verschiedenen EKG- Untersuchungen, Echokardiogra-phie und eventuell Stress-Echokardiographie – ist es häufig wie ein Puzzle. Selten sind die Ergebnisse eindeutig; viel häufiger sehen wir Mischbilder. Dann ist eine sorgfältige Überlegung ge-fragt und gemeinsam mit dem Patienten gilt es abzuwägen, welche Thematik wohl vorherrschend ist und wie ein sinnvolles weiteres Vorgehen aussehen kann.

Therapie der erektilen Dysfunktion

Bei einem realen, bestenfalls zweifach nachgewiesenen Hor-monmangel kann zunächst das Verhältnis der Sexualhormone zueinander betrachtet werden, um zu entscheiden, ob eine Verabreichung von Testosteron am Morgen und/oder eine abendliche Gabe von Progesteron sinnvoll ist.

Zuvor sollte jedoch geprüft werden, ob sich der Testosteron-spiegel nicht durch Veränderungen des Lebensstils anheben lässt. Deshalb schauen wir uns zunächst bewährte Methoden an, mit denen durch Anpassungen im Alltag der Testosteron-spiegel gesteigert werden kann.

Gewichtsreduktion

An erster Stelle steht hier die Gewichtsreduktion, sofern Über-gewicht – insbesondere Bauchfett – vorhanden ist. Durch die Gewichtsabnahme wird der Östrogenspiegel wieder sinken. Idealerweise wird die Gewichtsreduktion, wenn individuell pas-send, durch eine Low-Carb-Diät erreicht. Ob der Verzehr von Fleisch die Manneskraft fördert oder nicht, ist umstritten, und es gibt widersprüchliche Meinungen dazu. Meine persönliche Meinung ist, dass wir beim Thema Ernährung möglichst nicht dogmatisch sein sollten, sondern ruhig mal verschiedene

Ernährungsweisen ausprobieren können. Wenn wir lernen, auf unseren Körper zu hören und ihn wahrzunehmen, werden wir auch spüren, ob Fleischverzehr gerade gut für uns ist oder nicht.

Mehr Sport – besonders Krafttraining

Eng mit dem Thema Gewicht ist auch das Thema Bewegung verbunden. Wenn ich mich regelmäßig sportlich betätige, fühle ich mich wohler in meinem Körper. Muskulatur fördert die Ausschüttung diverser gesundheitsfördernder Botenstoffe – und eben auch von Testosteron. Meine Praxispartnerin Anja Peters, die sie bereits kennengelernt haben, beobachtet in ihrer gynäkologischen Sprechstunde immer wieder erhöhte Testosteronwerte bei Frauen, die exzessiv Sport treiben. Das ist nicht überraschend, denn wir kennen alle Frauen aus dem realen Leben oder von Sportübertragungen, die durch intensiven Sport schon fast maskulin wirken. Wie immer gilt auch hier der Grundsatz: Eine maßvolle Mitte ist sinnvoll. Übertriebener Sport kann unter Umständen nämlich richtig ungesund werden.

Sehr wahrscheinlich ist die Kombination aus Gewichtsreduktion und Kraftsport die effektivste Methode, um den Testosteronspiegel auf natürlichem Wege ansteigen zu lassen.

Zum Abschluss dieser Ausführungen über Gewichtsreduktion und Sport noch eine kleine Hypothese meinerseits: Sowohl Gewichtsabnahme als auch sportliche Betätigung führen in der Regel zu einer besseren Körperwahrnehmung und einem gesteigerten „sich wohlfühlen im eigenen Körper". Wenn ich mich in meinem Körper wohlfühle, steigt auch mein Selbstbild. Aus meinen Beobachtungen im privaten wie im beruflichen Leben gehe ich davon aus, dass dieser Effekt über psychoneuroimmunologische Wege ebenfalls eine positive Auswirkung auf den Testosteronspiegel haben kann.

Erholsamer Schlaf

Der Testosteronspiegel erreicht in den Morgenstunden seinen Höhepunkt. Mit anderen Worten: Testosteron wird über Nacht wieder aufgebaut, oder anders gesagt, es regeneriert sich während des Schlafs. Daher ist es unmittelbar nachvollziehbar, dass eine schlechte Schlafqualität negative Auswirkungen auf den Testosteronspiegel haben kann. Es lohnt sich also, besonders auf einen erholsamen Schlaf zu achten.

Durch Morgen- und Abendrituale können wir unsere Schlafqualität deutlich verbessern. Dazu gehört selbstverständlich das abendliche Lüften des Schlafzimmers, aber auch das morgendliche und abendliche Gebet oder eine Meditation zu diesen Zeiten. Wichtig ist dabei die Hinwendung zu einer überpersönlichen Instanz – nennen Sie es Gott, Schutzengel oder Ihr eigenes höheres Selbst. Das ist letztlich nicht entscheidend. Wichtig ist die innere Kontaktaufnahme mit einer Seinsebene, die nicht in die alltäglichen Sorgen verstrickt ist.

Zu einem späteren Zeitpunkt werden wir ausführlich auf das Thema Testosteron und Schlaf sowie den Zusammenhang zwischen Sexualhormonen und Melatonin eingehen.

Stressreduktion

Stress kann auf vielfältige Weise den Testosteronwert negativ beeinflussen. Er erhöht deutlich die Tendenz zu Übergewicht und beeinträchtigt den Schlaf – um nur einige Beispiele zu nennen.

Die praktische Stressreduktion im Alltag ist jedoch leichter gesagt als getan – das weiß ich auch aus eigener Erfahrung. Deshalb hier ein paar Anregungen: Es ist wichtig, sich immer wieder bewusst zu machen, dass das Leben genau jetzt, in diesem Moment stattfindet. Wie oft grübeln wir über die Vergangenheit oder machen uns Sorgen um die Zukunft? Aus den

Gesprächen mit Patienten weiß ich, dass viele Menschen diese ungünstigen Verhaltensmuster immer wieder durchlaufen. Sich selbst daran zu erinnern, wirklich im Hier und Jetzt zu sein, ist ein erster wesentlicher Schritt.

Ein weiterer wichtiger Aspekt für mich ist der Aufenthalt in der Natur. Ich bin regelmäßig – morgens und abends – zu Fuß am Bordesholmer See unterwegs. Am Anfang eines solchen Spazierganges habe ich oft noch ein recht schnelles Tempo drauf, weil mir so viele Gedanken durch den Kopf schwirren. Doch im Laufe der nächsten Minuten, manchmal dauert es auch eine halbe Stunde, wird mein Tempo langsamer, meine Gedanken kommen zur Ruhe, und ich kann mehr und mehr die Natur um mich herum wahrnehmen.

Exkurs: HeartMath®

HeartMath® ist eine Organisation und ein Forschungsinstitut, das in den 1990er Jahren in den USA gegründet wurde. Es hat sich auf die Verbindung zwischen Herz und Gehirn, Stressbewältigung sowie emotionale Intelligenz spezialisiert. Ein wesentlicher Ansatz ihrer wissenschaftlichen Forschung basiert auf Erkenntnissen über die Herzratenvariabilität (HRV) und die Kohärenz, die einen positiven Einfluss auf das Wohlbefinden und die Leistungsfähigkeit haben können. Im Laufe der letzten 30 Jahre hat HeartMath® viele hochwertige Studien zu diesen Themen veröffentlicht, die hier eingesehen werden können: https://www.heartmath.org/research/research-library/

Das Konzept der Herz-Kohärenz

Im Zentrum von HeartMath® steht das Konzept der Herz-Kohärenz. Dabei handelt es sich um einen Zustand, in dem verschiedene physiologische Systeme, wie Atmung und Blutdruck, in Synchronisation miteinander arbeiten. Dies führt dazu, dass Herz und das Gehirn optimal zusammenarbeiten. Die Herzratenvariabilität, also das Maß für die zeitlichen Abstände zwischen Herzschlägen, ist dabei ein zentraler Indikator für den Zustand der Kohärenz. Bei einem kohärenten Herzrhythmus schwankt die Herzfrequenz gleichmäßig in einem harmonischen Muster. Dieser Zustand wird mit einem Gefühl von Gelassenheit, Klarheit und emotionalem Gleichgewicht in Verbindung gebracht.

HeartMath® -Techniken und -Übungen

HeartMath® hat eine Reihe von einfachen, aber wirkungsvollen Techniken entwickelt, um Menschen dabei zu helfen, schnell in einen Zustand der Kohärenz zu gelangen. Dazu gehören Atemübungen und das Fokussieren auf positive Emotionen. Eine der bekanntesten Techniken ist die Quick Coherence®-Methode, bei der durch bewusstes Atmen und das Erzeugen von positiven Gefühlen wie Dankbarkeit oder Liebe die Herz-Kohärenz gefördert und die Aktivität des Vagusnervs erhöht wird. Mit Hilfe von einfach anzuwendenden Messmethoden lässt sich das eigene Stressniveau messen und die Fortschritte beim Üben dokumentieren.

Weitere Informationen dazu gibt es unter anderem in meinem Buch: Gesundmacher Herz und auf der Website: https://www.heartmathdeutschland.de

Beckenbodentraining

Der Beckenboden ist eine Gruppe von Muskeln, die sich am unteren Ende des Beckens befinden. Diese Muskeln stützen nicht nur die inneren Organe wie Blase und Darm, sondern spielen auch eine entscheidende Rolle für die sexuelle Funktion und die Kontrolle der Harnblase. Bei Männern umschließen und unterstützen die Beckenbodenmuskeln zudem die Prostata und den Penis, was bedeutet, dass sie direkten Einfluss auf die Erektionsfähigkeit haben. Eine sehr bewährte Methode für das Beckenbodentraining ist Cantienica®.

Sich in seiner Männlichkeit erleben

Das mag vielleicht merkwürdig klingen, aber ich halte es für einen sehr wichtigen Punkt: Wenn ich mir meiner Geschlechteridentität nicht bewusst bin und vielleicht gar nicht so genau weiß, wer ich eigentlich bin und wie mein Verhältnis zur Frauenwelt aussieht – werde ich dann eine maskuline Ausstrahlung haben? Der Körper wirkt auf die Seele, aber das gilt natürlich auch umgekehrt! Wie Sie sich seelisch fühlen, beeinflusst die Biochemie in Ihrem Körper. Insofern gilt: Fühlen und erleben Sie sich als Mann!

Auf einem von mir angeleiteten meditativen Herzheilraum-Seminar war das Thema der geschlechtlichen Identität sehr präsent, und so leitete ich spontan eine passende Übung dazu an. Es gehört zu meinen tiefsten Erlebnissen als Seminarleiter, wie ein männlicher Teilnehmer in der anschließenden Aussprache (Sharing) in sehr bewegenden Worten und mit tränenerstickter Stimme erzählte, dass er sich zum ersten Mal in seinem Leben als Mann wohlfühlte – beziehungsweise sich überhaupt als Mann erlebte. Dieses Erlebnis ruft bei mir bis heute Gänsehaut hervor.

Es gibt viele weitere Veränderungen im Lebensstil, die sich positiv auf den Testosteronspiegel auswirken können. Dazu gibt es ein ausgezeichnetes Buch von einem ärztlichen Kollegen Dr. Peter Niemann, (6) das ich an dieser Stelle sehr empfehle.

Hilfreiche Nahrungsergänzungsmittel und Pflanzenextrakte

Kommen wir nun zu Nahrungsergänzungsmitteln und Pflanzenextrakten, die in der Lage sein sollen, den Testosteronwert zu erhöhen.

Tribulus terrestris ist eine krautige Pflanze, die in vielen Teilen der Welt, besonders in warmen und tropischen Regionen, wächst. In der ayurvedischen und chinesischen Medizin wird sie traditionell verwendet, um verschiedene gesundheitliche Probleme zu behandeln, wie sexuelle Dysfunktion, Unfruchtbarkeit und allgemeine Schwäche. Der Pflanze wird eine potenzielle positive Wirkung auf den Testosteronspiegel nachgesagt.

Ashwagandha ist eine Pflanze aus der Familie der Nachtschattengewächse (Solanaceae), auch bekannt als „Indischer Ginseng" oder „Winterkirsche". In der traditionellen ayurvedischen Medizin spielt sie seit Tausenden von Jahren eine wichtige Rolle. Ashwagandha gehört zu den adaptogenen Pflanzen – das sind Pflanzen, die den Organismus dabei unterstützen können, seine natürliche Regulationsfähigkeit wieder herzustellen. Ashwagandha ist dafür bekannt, Stress zu reduzieren und das Energieniveau allgemein zu steigern. Es soll auch den Testosteronspiegel erhöhen, die Fruchtbarkeit bei Männern fördern sowie Muskelmasse und Kraft verbessern.

Bockshornklee ist eine einjährige Pflanze aus der Familie der Hülsenfrüchtler und wird heute weltweit kultiviert. Sie findet sowohl als Gewürz als auch als Heilpflanze Verwendung. Studien deuten darauf hin, dass Bockshornklee den Testosteronspiegel erhöhen und die sportliche Leistung sowie den Muskelaufbau unterstützen kann.

Maca ist eine Wurzelpflanze, die in den Anden von Peru wächst, vor allem in sehr hohen Lagen über 3.500 Metern. Sie gehört zur Familie der Kreuzblütler (Brassicaceae) und ist reich an Vitaminen (wie Vitamin C und B-Vitaminen), Mineralstoffen (wie Eisen, Kalium und Kalzium), Proteinen und Ballaststoffen. Die einheimische Bevölkerung nutzt Matcha, um sowohl körperliche als auch geistige Energie und Ausdauer zu steigern. Es soll zudem die sexuelle Funktion bei Männern und Frauen verbessern. Matcha zählt ebenfalls zu den Adaptogenen.

Ginseng darf in dieser Aufzählung auch nicht fehlen, dem ebenfalls nachgesagt wird, Energie und Ausdauer zu steigern – und damit auch die sexuelle Kraft.

Aufgrund der teils widersprüchlichen Studienlage verwende ich hier bewusst den Konjunktiv. Was ist nun konkret ratsam? Das ist eine sehr berechtigte Frage, die jedoch auch einem steten Wandel unterliegt. Daher habe ich beschlossen, diese im Zusatzmaterial als Video zu beantworten, da ich dort noch schneller auf neue Erkenntnisse reagieren und Anpassungen vornehmen kann.

Hormontherapie

Es gibt durchaus Situationen, in denen der Ausgleich der Hormone durch die Gabe von Testosteron sinnvoll ist. Dann stellt sich die Frage, ob die Zufuhr von Testosteron direkt oder eher von Progesteron sinnvoller wäre. Erinnern wir uns: Progesteron hat eine hemmende Wirkung auf die Umwandlung von Testosteron in Östrogen. Falls eine Hormontherapie angebracht ist, sollte man sich auch grundsätzlich überlegen, welche Herkunft die Hormone haben sollen – synthetisch oder bioidentisch?

Exkurs: Bioidentische Hormone – was steckt dahinter?

Bioidentische Hormone sind in ihrer chemischen Struktur genau identisch mit den Hormonen, die natürlicherweise im Körper vorkommen. Sie werden vor allem bei hormonellen Ungleichgewichten sowohl bei Frauen als auch bei Männern eingesetzt. Im Gegensatz dazu sind synthetische Hormone zwar ähnlich, aber eben nicht identisch den körpereigenen Hormonen.

Bioidentische Hormone gibt es neben Testosteron auch als Östrogene, Progesteron und DHEA. Das Testosteron wird überwiegend als Creme oder Gel über die Haut angewendet und sollte vorzugsweise morgens aufgetragen werden. Bevorzugt werden dabei unbehaarte Hautstellen, wie zum Beispiel die Innenseite der Oberarme. Wichtig ist, dass Frauen und Kinder keinen Kontakt mit dem Testosteron haben – weder über die Tube noch über die Haut des Anwenders!

Es gibt in Deutschland verschiedene Apotheken, die bioidentische Hormone als Rezepturarzneimittel in hoher Qualität herstellen. Diese Präparate sind rezeptpflichtig.

Es kommt immer wieder der Einwand, dass die therapeutische Zufuhr von Hormonen unnatürlich sei. Ja, das stimmt grundsätzlich. Aber richtig ist auch, dass wir durch die Östrogene in unserer Umwelt bereits unbewusst in den Hormonhaushalt eingreifen. Im Grunde genommen ist der therapeutische Einsatz von Hormonen nur der Versuch, wieder ins Gleichgewicht zu bringen, was wir durch unseren Lifestyle – dazu gehören auch Plastikflaschen und die Pille zur Verhütung – aus dem Gleichgewicht gebracht haben. Unsere Lebensweise schädigt nicht nur unseren Planeten, sondern auch uns selbst.

Die Erfahrung aus der Sprechstunde zeigt immer wieder, dass es Männern, die stark gefordert sind und unter Stress stehen, oft nicht gelingt, allein durch Lebensstilveränderungen ihren Hormonhaushalt ins Gleichgewicht zu bringen und den Testosteronspiegel anzuheben. Hier kann die Gabe von bioidentischem Testosteron eine Art Starthilfe sein. Mit dem Anstieg des Testosterons wird die Willenskraft gestärkt, was wiederum den Antrieb und die Durchhaltekraft fördert, eine Veränderung im Lebensstil anzugehen und durchzuziehen. Insofern sehe ich den Ansatz einer Lebensstilveränderung –zweifellos die kausale Therapie – und einer Therapie mit bioidentischen Hormonen nicht als Widerspruch, sondern vielmehr als gegenseitige Ergänzung.

Kommen wir nun zu wichtigen therapeutischen Optionen für die kleinen Gefäße! Zuerst sei betont, dass Maßnahmen wie mehr sportliche Aktivität selbstverständlich am sinnvollsten sind. Doch häufig reicht das allein nicht mehr aus, oder die Patienten sind aufgrund von Erkrankungen, wie etwa einem Hüftschaden, nicht in der Lage, Sport zu treiben. Da stellt sich die Frage: Was tun? Leider kennt die moderne Kardiologie kaum Methoden, um die Durchblutung der kleinen Gefäße gezielt zu verbessern. Es gibt neuerdings medikamentöse Strategie in der Schulmedizin, um die Durchblutung der kleinen Gefäße zu fördern. Diese Medikamente sind bei einem Teil der Patienten durchaus wirksam, können aber auch deutliche Nebenwirkungen haben.

Ganzheitliche Therapieoptionen

In der ganzheitlichen Medizin gibt es für diese Herausforderungen sehr gute Therapieansätze, die nur selten Nebenwirkungen haben. Leider sind diese Methoden kaum bekannt und werden von der etablierten Medizin oft ignoriert. In unserer Praxis haben wir jedoch über viele Jahre hinweg mit den nachfolgend aufgeführten Therapieverfahren sehr gute Erfahrungen gesammelt!

Als erstes Beispiel möchte ich die „Herzhose" nennen. Dabei wird für den einzelnen Patienten individuell eine EKG-gesteuerte Gegenpulsation eingesetzt, um alle kleinen Gefäße – diejenigen im Penis und im Herzen – zu öffnen. Der Patient liegt dabei entspannt auf einem Bett, und der Herzrhythmus wird über ein EKG erfasst. In Abstimmung mit der Herzaktion werden Manschetten an den Unterschenkeln und Oberschenkeln aufgeblasen, die einen kurzen Gegenimpuls erzeugen. Auf diese Weise werden die kleinen Gefäße geöffnet und die Durchblutungssituation im gesamten Organismus verbessert. (7)

Ein weiteres sehr gutes Therapieverfahren ist die Oxyvenierung nach Dr. Regelsberger, die ebenfalls eine deutliche Verbesserung der Durchblutung der kleinen Gefäße bewirken kann. Da auch ein Hörsturz, Schwindel oder Tinnitus oft mit einer verminderten Durchblutung der kleinen Gefäße zusammenhängen, ist diese Therapie bei solchen Beschwerden ebenfalls häufig sehr hilfreich. Neben der Verbesserung der Durchblutung können auch Erschöpfungszustände und Autoimmunkrankheiten gelindert werden. Sowohl die „Herzhose" als auch die Oxyvenierung haben viele weitere positive Effekte auf den Organismus, insbesondere aber auf das Herz-Kreislauf-System, wie beschrieben. (8) Das hier weiter auszuführen, würde allerdings den Rahmen des Buches sprengen.

Wenn diese Therapieverfahren zusätzlich mit einer intravenösen Gabe von Magnesium kombiniert werden, können die positiven Effekte noch weiter verstärkt werden.

Zum Schluss möchte ich noch auf bewährte Methoden zur Therapie der Mitochondrien eingehen. Auch hier ist zunächst zu betonen, dass die weiter oben beschriebenen Lebensstilveränderungen – wie Gewichtsreduktion, insbesondere durch Fasten, mehr Bewegung und Kälteexposition (zum Beispiel kalt duschen oder Schwimmen im See oder im Meer auch im Winter) – die Mitochondrien stärker können!

Höhentraining, auch bekannt als Intermittent Hypoxic Training (IHT), ist eine Trainingsmethode, bei der der Körper wiederholt phasenweise hypoxischen Bedingungen ausgesetzt wird – also einem reduzierten Sauerstoffgehalt, wie er in großen Höhen vorkommt. IHT wird sowohl im Sport als auch in der Medizin eingesetzt, um Leistungsfähigkeit, Ausdauer und Regeneration zu verbessern.

Durch den wechselnden Sauerstoffgehalt werden im Körper verschiedene Anpassungsprozesse angestoßen. Zum Beispiel verbessert sich die Sauerstoffverwertung der Muskeln, was zu einer effizienteren aeroben Energiegewinnung führt. Außerdem kann Hypoxie die Bildung von Kapillaren fördern, was die Durchblutung und den Sauerstofftransport zu den Muskeln verbessert. Auch die Mitochondrien – die „Kraftwerke" der Zellen – werden durch Hypoxie stimuliert und arbeiten dadurch effizienter. (9)

Zum Weiterlesen:

Niemann, Peter, Power Hormon Testosteron, Warum ist für den Mann so wichtig ist und wie man es natürlich steigern kann – für mehr Gesundheit, Fitness und Ausdauer, Goldmann 2022

Zirbeldrüse und Sexualhormone – ein Gegensatz?

„Gott ist in mir, ich bin in Gott"
wird Meister Eckhart zugeschrieben

Es ist still im Raum, eine tiefe und erhabene Stille liegt über uns. Alle Teilnehmerinnen und Teilnehmer meines transformierenden Herzseminares sind spürbar berührt. Über die letzten Tage hat sich die Energie in der Gruppe immer weiter aufgebaut. Aus fremden Personen wurden innerhalb kürzester Zeit Menschen, die sich so tief in ihrem Herzen begegnen, wie vielleicht noch nie zuvor. Es ist dieses Erstaunen, das aufkommt, wenn es einem zum ersten Mal gelingt, mit einer Instanz in sich selbst in Kontakt zu treten, die jenseits von Raum und Zeit existiert. Jetzt ist es nicht mehr nur abstraktes Nachdenken mehr über dies oder jenes, sondern ein tiefes Wissen – und mehr noch, eine Erfahrung!

Es ist die Erfahrung, plötzlich Dinge aussprechen zu können und zu wissen, die ich eigentlich gar nicht wissen kann. Es ist eine Bewusstseinserweiterung in einen Raum, der im Alltag meist völlig unbewusst bleibt. Und diese Bewusstseinserweiterung ist ohne den Einsatz von Drogen – sei es durch Pilze, Pflanzenextrakte oder Ähnliches – möglich. Aus diesem Bewusstsein heraus wird es ab diesem Moment möglich, das eigene Leben immer mehr neu in die Hand zu nehmen, es wirklich neu zu be-greifen.

Wer etwas wirklich erforschen und verstehen will, tut oft gut daran, auch das Gegenteil zu betrachten. Wenn ich die Nacht verstehen will, muss ich den Tag kennen; wenn ich die männlichen Energien begreifen möchte, muss ich mich auch mit den weiblichen Energien auseinandersetzen. Um die Kraft der Sexualität und damit die Energie im unteren Bereich des Menschen tiefer zu verstehen, werden wir uns nun ihrem Gegenpol zuwenden – der Zirbeldrüse und ihrem Hormon, dem Melatonin.

Melatonin – Das Schlüsselhormon der Regeneration

Der Schlaf dient der Erholung, Regeneration und der Rückverbindung mit unserem höheren Selbst. Auf hormoneller Ebene wird dieser Prozess durch Melatonin in Gang gesetzt. Es ist auch bekannt als das Schlafhormon oder das Hormon der Dunkelheit, denn die Produktion beginnt, sobald es dunkel wird. Zwar gibt es vermutlich eine gewisse Melatoninproduktion in nahezu jeder Zelle, doch das Hauptorgan für die Herstellung dieses Hormons ist die Zirbeldrüse. Die Zirbeldrüse steht in direktem Kontakt mit der Netzhaut des Auges, und sobald das Licht abnimmt, setzt die Melatoninbildung ein. Der Melatoninspiegel im Blut steigt in den Abendstunden an, erreicht seinen Höhepunkt während der Nacht und sinkt in den frühen Morgenstunden rasch ab, wenn das Tageslicht zurückkehrt. Die Zirbeldrüse, auch Epiphyse genannt, liegt im Gehirn – genauer gesagt in der Mitte des Gehirns, zwischen den beiden Hirnhemisphären, oberhalb des Mittelhirns und hinter dem Thalamus. Sie ist ein kleines Organ, das an einen Zirbenzapfen erinnert. Interessanterweise wird sie ganz normal durchblutet und ist daher nicht über die Blut-Hirn-Schranke vom übrigen Organismus getrennt. Gleichzeitig ragt sie in den dritten Ventrikel des Rückenmarks hinein und befindet sich somit an der Grenze zwischen der Blutseite und dem Liquor (Gehirn- und Rückenmarksflüssigkeit). Das bedeutet jedoch auch, dass die Zirbeldrüse den toxischen Belastungen des Blutes ausgesetzt ist, da ihr der Schutz der Blut-Hirn-Schranke fehlt.

Im Körper gibt es verschiedene Barrieren, der unterschiedlichen Milieus klar voneinander trennen. Dazu gehört zum Beispiel die Blut-Hoden-Schranke, die den Hoden mit seiner Spermienentwicklung von der Außenwelt, also dem Blut, abschottet – und natürlich die Blut-Hirn-Schranke. Die Blut-Hirn-Schranke ist eine Barriere, die das zentrale Nervensystem, also das Gehirn, vor potenziell schädlichen Substanzen im Blut schützt. Sie trennt das Blut von den Hirnzellen und reguliert den Stoffaustausch zwischen dem Blutkreislauf und dem Gehirn. Diese Schranke ist entscheidend, um die stabile Umgebung aufrechtzuerhalten, die das Gehirn benötigt, um optimal zu funktionieren. Stoffwechselprodukte, wie Fette, Eiweiße aber auch Botenstoffe (Hormone und Neurotransmitter) dürfen nicht unkontrolliert in das Gehirn eindringen. Das Ergebnis ist der Liquor – eine klare, zellarme und eher eiweißarme Flüssigkeit, die in spezialisierten Blutgeflechten der Ventrikel in kleinen Zonen des Gehirns gebildet wird. Der Liquor umspült das Gehirn und Rückenmark und versorgt diese sehr fein dosiert mit Nährstoffen.

Wir halten fest: Das Blut ist nährstoffreich, dabei stark von der jeweiligen Nahrungsaufnahme abhängig, zellreich und eiweißreich. Der Liquor hingegen ist zellarm, wohldosiert nährstoffarm und kontrolliert eiweißarm.

Der Liquor schottet das Gehirn nicht nur chemisch vom Blut ab, sondern hebt es auch von den Schwerekräften auf eine ganz besondere Weise an: Das Gewicht des menschlichen Gehirns beträgt ca. 1.300 bis 1.500 Gramm. Da es jedoch vom Liquor umspült wird, reduziert sich sein effektives Gewicht auf nur noch 50 Gramm! Das Gehirn schwimmt – oder besser gesagt, es schwebt – gleichsam in der Schädelhöhle!

Dieser Schwebezustand des Gehirns wird zudem fein durch den Atemzyklus moduliert: Beim Einatmen füllt sich die Lunge mit Luft, und das Zwerchfell wird in Richtung Bauchraum gedrückt – der Druck im Bauchraum steigt. Dieser erhöhte Druck überträgt sich über die Venen, die das Rückenmark umgeben, bis ins Rückenmark selbst. Dadurch wird Rückenmarksflüssigkeit (Liquor) nach oben in Richtung Gehirn gleichsam zurückgestaut. Beim Ausatmen sinkt der Druck im Bauchraum wieder, und der Liquor kann vermehrt in Richtung Steiß abfließen. Diese Modulation lässt sich bei jeder Liquorpunktion beobachten, wo der aus der Nadel strömende Liquor im Atemrhythmus mal stärker und mal schwächer fließt.

So wird die Zirbeldrüse durch die Schwingung der Rückenmarksflüssigkeit im Atemrhythmus gleichsam sanft massiert. Oder anders gesagt: Über bestimmte Atemtechniken können wir die Aktivität der Zirbeldrüse unterstützen.

Wenden wir uns nun der Frage zu, welche positiven Eigenschaften Melatonin für die Herzgesundheit hat, bevor wir dann auf die spirituellen Aspekte dieses besonderen Hormons eingehen.

Melatonin und Herzgesundheit

Wie bereits erwähnt, ist Melatonin das Hormon der umfassenden Regeneration.

Lassen Sie uns zunächst die gesundheitsfördernden Eigenschaften von Melatonin allgemein betrachten, bevor wir speziell auf seine Wirkung auf den Herzmuskel eingehen.

Melatonin wirkt antioxidativ und antientzündlich, unterstützt das Immunsystem, senkt den Blutdruck, mindert die Auswirkungen von Stress auf den Körper und hat einen positiven Einfluss auf den Fettstoffwechsel. Damit ist Melatonin eine Substanz der umfassenden Heilung, deren Bedeutung – meiner Meinung nach – gar nicht hoch genug eingeschätzt werden kann!

Was bedeutet das nun für das Herz? Melatonin stimuliert im Herzen die Autophagie. Doch was genau ist Autophagie? Wie ich auf bereits oben ausgeführt habe, hat das Herz nur sehr begrenzte Regenerationsmöglichkeiten. Für eine echte Regeneration ist es jedoch unverzichtbar, Zelltrümmer und unbrauchbare Zellbestandteile zu beseitigen.

Wenn man etwas Neues bauen möchte, muss man zunächst einmal Platz schaffen – das gilt beim Bauen ebenso wie im Körper.

Neben der Autophagie, bei der allgemeine Zellbestandteile abgebaut werden, spielt auch die Mitophagie eine wichtige Rolle. Dabei werden unbrauchbare Mitochondrien entfernt. Das ist bei vielen Erkrankungen ein großes Problem: Mitochondrien, die nicht mehr voll leistungsfähig sind, blockieren den Platz in der Zelle und verhindern, dass der Körper neue, gesunde Mitochondrien aufbauen kann.

Diese wichtigen regenerativen Fähigkeiten werden durch Melatonin gefördert. Zusätzlich reduziert Melatonin die Bildung von Nekrosen – also von großen Gewebearealen, die abgestorben sind.

Das ist zum Beispiel ein großes Problem nach einem Herzinfarkt, wenn Herzmuskelgewebe zugrunde gegangen ist. Melatonin kann auch eine eventuell vorliegende Herzwandverdickung verringern und den bindegewebige Umbau des Herzens abschwächen. Neben dem bereits erwähnten blutdrucksenkenden Effekt wirkt es auch auf den Blutdruck im kleinen Kreislauf, sprich im Lungenkreislauf, regulierend. Nun muss man ehrlicherweise sagen, dass diese Erkenntnisse aus Tiermodellen stammen. (10)

Dennoch deuten die vielen anderen positiven Forschungsergebnisse zu den Wirkungen von Melatonin auf den menschlichen Körper darauf hin, dass die Richtung durchaus zutreffend sein könnte. (11)

Das YouTube Video zum Thema „Unglaublich, ein kardiologischer Alleskönner":

Wie dem auch im Detail sei, die chemische Industrie hat kein Medikament, das auch nur annährend eine so umfassende positive Wirkung auf die Herz-Kreislauf-Gesundheit hat wie Melatonin.

An dieser Stelle schließt sich auch der Kreis zwischen Schlafstörungen und der Entstehung von Herzerkrankungen. Bei Schlafstörungen liegt oft ein Mangel an Melatonin vor. Dabei spreche ich hier nicht speziell vom Schlafapnoesyndrom, (12) sondern von allgemeinen Schlafstörungen, die zum Beispiel durch Grübeln, Sorgen und Gedankenkreisen verursacht werden. (13)

Nebenbei bemerkt: Im antiken Griechenland gab es Tempel, die als Orte der Heilung dienten, wo Menschen in einen tiefen Schlaf versetzt wurden, um dadurch Heilung zu erfahren. Früher habe ich mich oft gefragt, ob so etwas wirklich möglich sein könnte. Inzwischen hat sich meine Meinung an diesem Punkt deutlich geändert. Vielleicht war diese Art von Heilschlaf tatsächlich eine sehr gute und umfassende medizinische Maßnahme?

Je älter ich werde und je mehr Berufserfahrung ich sammle, desto mehr komme ich zu der Auffassung, dass die alten Ärzte – oder besser gesagt, die Priester, die auch gleichzeitig Ärzte waren – gar nicht so ahnungslos waren, wie man heute oft annimmt. In unserer modernen Hybris wird gerne nach dem Motto „Ach, damals wussten die es eben nicht besser" geurteilt. Vielleicht ist es aber eher so, dass wir viele

Zusammenhänge einfach nicht verstehen, weil sie nicht in unser heutiges Weltbild passen, und wir sie deshalb für unmöglich halten. Noch eine Bemerkung am Rande: Dass man etwas nicht für möglich halten kann oder es gar nicht erst in Betracht zieht, könnte möglicherweise auch ein Hinweis auf einen Melatoninmangel sein – ein Zustand, der in der westlichen Welt heute weit verbreitet sein dürfte. Welche Ironie der Geschichte!

Vielleicht fragen Sie sich jetzt, wie die richtige Dosierung von Melatonin aussieht. Meiner Meinung nach ist es in erster Linie wichtig, dafür zu sorgen, dass das Melatonin nicht zu schnell wieder abgebaut wird. In der Praxis sage ich meinen Patienten gerne, dass das Melatonin wie eine scheue Geliebte ist – bei einem falschen Wort oder einer ungeschickten Handlung ist es sofort auf und davon.

Wenn es um die Einnahme von Melatonin geht, sollten Sie Folgendes wissen: Lediglich Dosierungen von wenigen Milligramm sind frei verkäuflich, zum Beispiel in Drogerien. Höhere Dosierungen, wie etwa Kapseln mit 10 mg, sind verschreibungspflichtig.

Ich persönlich habe sowohl privat als auch in der Praxis sehr gute Erfahrungen mit folgender Kombination gemacht: unter Umständen mehrere Kapseln zu je 10 mg Melatonin, am besten in Kombination mit stofflichem Strophanthin, Magnesium und Ashwagandha. Bei nächtlichem Erwachen kann auch ein Melatoninspray hilfreich sein, da es kurzfristig wirkt –anders als die Kapseln.

Wichtig ist dabei: Ein solcher therapeutischer Ansatz muss unbedingt mit einem Arzt oder Heilpraktiker abgesprochen werden, der über entsprechende Erfahrung verfügt.

Zur weiteren Orientierung verweise ich auf verschiedene Videos, die ich auf YouTube veröffentlicht habe, in denen ich über dieses Thema spreche.

Das YouTube Video zum Thema „Melatonin erhalten = Gesundheit fördern":

Das YouTube Video zum Thema „Melatonin – wieviel nehmen?"

Lassen Sie uns in den folgenden Absätzen die biochemische Entwicklung von Melatonin und seinem Gegenspieler genauer verfolgen.

Der Tryptophan-Stoffwechsel

Wie entsteht Melatonin? Es wird aus der Aminosäure Tryptophan gebildet. Dazu ist Folgendes wichtig zu verstehen: Aminosäuren sind die kleinsten Bausteine von Eiweißen. Zum Beispiel bestehen Muskeln aus Eiweiß, und dieses Eiweiß setzt sich aus einzelnen Aminosäuren zusammen. Aminosäuren können sowohl als Teamplayer fungieren, wie etwa beim Muskelaufbau, als auch als Einzelsubstanzen wirken, die dann als Botenstoffe dienen. Erinnern Sie sich an meine Stressreaktion beim Autofahren, die ich an früherer Stelle geschildert habe? Damals haben wir Adrenalin als Botenstoff kennengelernt.

Adrenalin wird aus der Aminosäure Tyrosin gebildet – das heißt, Tyrosin wird in den Botenstoff Adrenalin umgewandelt.

Kommen wir zurück zum Tryptophan: Der allergrößte Anteil von Tryptophan fließt natürlich in den Eiweißaufbau, etwa in den Aufbau von Muskulatur. Ein kleiner Teil wird jedoch über 5-HTP und Serotonin weiter zu Melatonin verstoffwechselt. Es gibt aber auch einen anderen Stoffwechselweg, bei dem Tryptophan über Kynurenin in Quinolinsäure umgewandelt wird. Interessanterweise hat Quinolinsäure eine negative Wirkung auf die Stimmung – sie macht ängstlich und depressiv. Zudem kann sie Brain Fog auslösen, was bedeutet, dass man nicht mehr klar denken kann.

Das YouTube Video zum Thema „Ein Angriff auf uns alle":

https://youtu.be/sXE8TT0WbJ4

Quinolinsäure und Melatonin – ein großer Gegensatz

Melatonin ist das biochemische Werkzeug, um den Kontakt zum eigenen höheren Selbst herzustellen. Wenn wir mit unserem höheren Selbst in Verbindung stehen, bereiten wir in uns den seelischen Boden für Frieden, Freude und die Akzeptanz dessen, was ist.

Quinolinsäure hingegen wirkt genau gegengesetzt: Sie ist eine Substanz, die einen perspektivlos machen kann. Sie ist neurotoxisch und wird mit der Entwicklung verschiedener psychiatrischer und neurologischer Erkrankungen in Verbindung gebracht.

Es ist schon bemerkenswert, dass aus Tryptophan zwei so gegensätzliche Substanzen entstehen können: Aus Tryptophan kann Melatonin entstehen, das uns mit unserem höheren Selbst verbindet und uns in die Freude führt! Aber aus Tryptophan kann auch Quinolinsäure entstehen – eine Substanz, die depressiv macht und uns jede Perspektive raubt!

Welcher Stoffwechselweg eingeschlagen wird, hängt von der Aktivität des Enzyms IDO (Indolamin-2,3-Dioxygenase) ab, das durch chronische Entzündungen aktiviert wird. Eine aktivierte IDO verschiebt das Gleichgewicht in Richtung Quinolinsäure und reduziert gleichzeitig die Melatoninproduktion. (14)

Die Konsequenz daraus ist, dass chronische Entzündungen – ausgelöst durch Umweltgifte, ungesunden Lebensstil und ähnliche Faktoren – potenziell depressiv und perspektivlos machen können. Das liegt daran, dass die Quinolinsäure übermäßig ansteigt, während der Melatoningehalt sinkt. Daraus ergibt sich ein wichtiger Aspekt für die Gesundheit: Versuchen Sie alles zu vermeiden oder zu reduzieren, was chronische Entzündungen fördert. Dazu gehören nicht nur Stress, sondern auch Umweltbelastungen und Umweltgifte aller Art. Das meint nicht nur Dinge wie Schwermetallbelastungen, sondern auch seelische Belastungen – etwa Menschen, die einem nicht guttun. Ansonsten helfen alle Maßnahmen, die bereits im vorigen Kapitel beschrieben wurden, auch hier dabei, gesund zu bleiben.

Melatonin und die Erfahrung des Göttlichen

Für unsere weiteren Überlegungen wollen wir nun den Fokus auf Melatonin richten. Auf der einen Seite ist Melatonin entscheidend für unseren Tag-Nacht-Rhythmus, da es gleichsam die Nachtruhe einläutet. Ein hoher Melatoninspiegel sorgt nicht nur für einen besseren und erholsameren Schlaf, sondern ermöglicht auch intensivere innere Bilder. Melatonin regt die Fantasie an und lässt uns Vorstellungen entwickeln von Dingen, die wir noch nicht kennen oder die es vielleicht noch gar nicht auf der Erde gibt.

Ich will es an dieser Stelle noch radikaler formulieren: Mit Melatonin können wir neue Impulse aus der Nacht, aus der geistigen Welt, in unser Bewusstsein hineinleiten – es ist also auch eine Form der Empfängnis!

Melatonin ist eine entscheidende Substanz für übersinnliche, spirituelle Wahrnehmung und Erkenntnis. Letztendlich bedeutet das, dass es eine Gotteserfahrung ermöglicht. Eine solche Gotteserfahrung beinhaltet das Bewusstsein der Einheit, des Uni-versums. In diesem Zusammenhang spreche ich gerne vom Einheitsbewusstsein, und dieses Einheitsbewusstsein ist letztlich ein göttliches Bewusstsein.

Um die organischen Voraussetzungen für dieses Einheitsbewusstsein zu schaffen, ist eine Reinigung der Zirbeldrüse notwendig. Wie wir oben gesehen haben, ist die Zirbeldrüse den toxischen Belastungen des Blutes ausgesetzt. Insofern trägt jede effektive Entgiftung auch zur Reinigung der Zirbeldrüse bei. Eine gereinigte Zirbeldrüse wird wiederum in der Lage sein, mehr Melatonin zu produzieren, was nicht nur die nächtliche Erholung verbessert, sondern auch die Verbindung zur geistigen Welt, zur Sternenwelt – oder anders gesagt, zur Astralwelt – ermöglicht (Astrum = Stern).

Bei Kleinkindern ist die Melatoninproduktion am höchsten. Deshalb fällt es vielen gesunden Kleinkinder schwer, sicher zwischen Fantasie und Wirklichkeit zu unterscheiden. Aber vielleicht ist ihre Fantasie ja einfach nur das Potenzial, viel mehr für möglich zu halten, als wir Erwachsene es tun? Hier stellt sich die philosophische Frage: Was ist denn eigentlich Realität? Ist es das, was wir als Erwachsene als Realität definieren? Wer sagt denn, dass das die einzige Realität ist? Und sind Träume in der Nacht etwa nicht auch real?

In unserer westlichen Welt haben wir den Kontakt zur Fantasie und zu den Träumen an die Kinder abgetreten und in unserer Erwachsenenwelt als Spinnerei abgetan. Doch damit haben wir uns einer wesentlichen schöpferischen Kraft beraubt. Ist das richtig? Ist das gut? Ist das hilfreich für unser Leben? Die Antwort lautet eindeutig: Nein!

Welche ungünstigen Verhaltensweisen schädigen die Melatoninproduktion? Ein großes Problem ist das blaue Licht – etwa von Energiesparlampen in unseren Wohnungen oder vom Bildschirmlicht von Smartphones und Computern. Dieses blaue Licht kann das Melatonin in sehr kurzer Zeit zerstören. Auch negative Gedanken, wie Angst und Furcht, besonders am Abend, wirken sich mit hoher Wahrscheinlichkeit negativ auf die Melatoninproduktion aus. Dazu kommen konkrete Umweltgifte, die die Zirbeldrüse und damit die Melatoninbildung hemmen, wie zum Beispiel Fluor und andere Schwermetalle.

Entgiftung, ein sorgsamer Umgang mit blauem Licht, Smartphone & Co., regelmäßige Meditation, das bewusste Arbeiten mit inneren Bildern und Atemtechniken – all diese Maßnahmen verbessern die Funktion der Zirbeldrüse und fördern damit die Bildung von Melatonin.

Wir haben bereits erfahren, dass die Melatoninproduktion beim Kleinkind am höchsten ist. Sie bleibt, sofern die genannten schädlichen Faktoren nicht überhandnehmen, bis ins Grundschulalter hinein hoch. Das Absinken des Melatoninspiegels leitet dann die Pubertät ein. Dem aufmerksamen Leser drängt sich hier die Frage auf, ob der frühe Einsatz von Smartphones, Tablets und ähnlichen Geräten bereits im Kleinkindesalter nicht schon zu einer Unterdrückung der Melatoninproduktion führen könnte – und damit möglicherweise zu einer Frühsexualisierung unserer Kinder. Dazu habe ich bisher keine wissenschaftliche Studie gefunden, aber, wenn ich auf die Entwicklung der letzten 40 Jahre schaue, scheint mir diese Schlussfolgerung naheliegend. Ist vielleicht die ganze Verunsicherung der Kinder in Bezug auf ihre Geschlechtszugehörigkeit eine Folge der unterdrückten Melatoninproduktion? Ich kann diese Frage nicht beantworten, aber ich habe den starken Verdacht, dass es so sein könnte.

An dieser Stelle möchte ich auf ein weiteres wichtiges Phänomen aus der Rhythmusforschung der Chronobiologie aufmerksam machen: Melatonin ist, wie gesagt, das Hormon der Nacht, während Testosteron seinen Höhepunkt am Morgen erreicht. Mit anderen Worten: Der Testosteronspiegel baut sich über Nacht im Schutze des Melatonins auf.

Die heilende Wirkung von Melatonin

Für den weiteren Verlauf unserer Überlegungen ist eine weitere Fähigkeit von Melatonin von großer Bedeutung: Es ermöglicht die Vorstellung davon, was es bedeuten würde, wenn der kranke Mensch wieder gesund wäre – oder welche Bedeutung das für sein Leben hätte. Das mag vielleicht merkwürdig klingen, aber viele schwer kranke Herzpatienten können sich gar nicht mehr vorstellen, wie es wäre, gesund zu sein. Ihnen fehlt oft auch die Motivation zur Gesundung im Sinne eines höheren, transzendenten Ziels im Leben. Melatonin schafft aber nicht nur diese innere Voraussetzung für Heilung, sondern auch die ganz biologischen, organischen Bedingungen dafür. Heilung geschieht also auch über die Zirbeldrüse – aus dem Kosmos, dem Universum.

Stellen wir uns jetzt den aufrechtstehenden Menschen in seiner ganzen Größe vor: Das Haupt ist zur Sternenwelt gerichtet, und in seiner Mitte befindet sich die Zirbeldrüse, die Melatonin bildet und damit die Verbindung zum Einheitsbewusstsein schafft und zum Universum schafft.

Auf der anderen Seite haben wir die Keimdrüsen und die Zweigeschlechtlichkeit – die Verbindung zur Mutter Erde. Über die

Bedeutung der Stammzellen sowie Testosteron und Östrogen haben wir bereits ausführlich gesprochen.

Beide Kräfte tragen zur Gesundung bei. Beide hormonellen Kraftfelder sind für eine tiefe, ganzheitliche Heilung auf körperlicher, seelischer und sogar karmischer Ebene notwendig.

Die Zeugung eines jeden Menschen geschieht aus der Kraft der Polarität zwischen Spermium und Eizelle. Das neugeborene Kind ist im goetheschen Sinn die Steigerung dieser Polarität. Es lebt noch ganz im Einheitsbewusstsein – mit seinen Eltern, vor allem aber zur Mutter, und zur göttlich-geistigen Welt. Solange es nicht Opfer von sexuellem Missbrauch oder Frühsexualisierung geworden ist, zeigt es kein Interesse und hat kaum ein Bewusstsein für die Zweigeschlechtlichkeit, weil es eben noch ganz in der Einheit mit seinen Eltern und Gott lebt. Erinnern wir uns an meine früheren Ausführungen zur Bedeutung von Melatonin für die Gottes- oder Einheitserfahrung. Wenn der nächtliche Melatoninspiegel sinkt, wird die Pubertät eingeläutet. Mit ihr flammt das Bewusstsein für das eigene und das andere Geschlecht auf. Oder anders gesagt: Jetzt beginnt das Ringen um die eigene geschlechtliche Identität und die Auseinandersetzung mit dem anderen Geschlecht. Kurz: Die aufregenden, selbstverursachten Beziehungsdramen im eigenen Leben nehmen ihren Lauf.

Wie wir im letzten Kapitel sehen werden, ist auch die seelische und körperliche Liebe, inklusive der Sexualität, ein Weg zum Einheitsbewusstsein. In diesem Zusammenhang möchte ich noch einen weiteren Gedanken ausdrücklich hervorheben: Mit Melatonin öffnen wir in der Nacht unser Bewusstsein für die Empfängnis von Ideen aus der geistigen Welt. Damit diese Ideen auf der Erde Wirklichkeit werden können, braucht es die männliche Kraft, um sie zu verwirklichen, und den Raum für Wachstum –die feminine Energie. Beide Kräfte sind tief in Mutter Erde verwurzelt.

Damit zeichnen sich im Kontext dieses Buches zwei Wege zur Gotteserfahrung ab: Einer führt über die Zirbeldrüse und das Melatonin, der andere über die gelebte körperliche, seelische und geistige Liebe – auch durch die Sexualität.

Zum Weiterlesen:

Fauteck, Jan-Dirk, Melatonin – das Geheimnis eines wunderbaren Hormons, Christian Brandstätter Verlag 2017, eine Neuauflage ist für November 2024 angekündigt.

Broers, Dieter, Verschlusssache Zirbeldrüse, Dieter Broers Verlag

Warnke, Ulrich, Die Öffnung des 3. Auges, Verlag: Goldmann 2019

Liebe leben und das Leben lieben

Ich lebe mein Leben in wachsenden Ringen,
die sich über die Dinge ziehn.
Ich werde den letzten vielleicht nicht vollbringen,
aber versuchen will ich ihn.

Ich kreise um Gott, um den uralten Turm,
und ich kreise jahrtausendelang;
und ich weiß noch nicht: bin ich ein Falke, ein Sturm
oder ein großer Gesang.

Rainer Maria Rilke

Wir sitzen in der Natur, und ich lausche einem guten Freund, der mir sein Herz ausschüttet. Er erzählt von den neuesten Beziehungsdramen und ringt um Worte, um die schnellen und scheinbar unberechenbaren Stimmungsschwankungen seiner Ehefrau zu verstehen. Mal will sie das eine, und wenn er sich dann bemüht, es genauso umzusetzen, wie sie es sich gewünscht hat, will sie plötzlich etwas anderes. Es treibt ihn zur Verzweiflung. Warum gibt es immer wieder diesen Stress, obwohl er sich so sehr bemüht, alles richtig zu machen? Versteh einer die Frauen!

Diese Gespräche habe ich in meinem Leben schon oft geführt – mal war ich der Seelentröster, mal brauchte ich selbst den tröstenden Rat eines guten und verlässlichen Freundes!

Solche Situationen kenne ich also nur zu gut, sei es im privaten oder beruflichen Umfeld. Doch wie geht man damit um? Diesen und weiteren Fragen werden wir in diesem Kapitel nachgehen. Doch zu Beginn ist es jedoch wichtig, dass Sie als männlicher Leser über einige grundlegende Fragen nachdenken.

Wollen Sie ein Leben in der Komfortzone des Mittelmaßes leben, oder sind Sie bereit, das Leben in all seinen Höhen und Tiefen bewusst zu leben und aktiv zu gestalten? Sind Sie bereit für eine Reise in Ihre wahre, maskuline Kraft?

Diese Reise bedeutet auch, die femininen Energien in sich als Mann zu entdecken und zu kultivieren. Es kann entscheidende sein, die Kunst zu beherrschen, sowohl Ihre maskulinen als auch Ihre femininen Anteile bewusst wahrzunehmen und mit ihnen umzugehen. Ich gebe nicht vor, in dieser Kunst ein Meister zu sein, und ich vermute stark, dass es nur wenige wirklich gelungene Vorbilder gibt. Aber warum nicht den Mut haben, etwas Neues zu wagen und zu lernen?

Auf der grobstofflichen Ebene, also auf der körperlichen Ebene, sind wir entweder als Mann oder Frau inkarniert. Aber was bedeutet eigentlich „Inkarnation"? Erinnern wir uns an den Besuch bei einem Italiener, wo „Carne" in der Speisekarte für Fleischgerichte steht. „In Carne" stammt aus dem Lateinischen und lässt sich frei als „In-fleischung" übersetzen. Es bedeutet also, dass wir uns als seelisch-geistiges Wesen in die Materie – oder eben ins Fleisch – begeben haben.

Also noch einmal: Auf der körperlichen Ebene sind wir entweder Mann oder Frau – und damit, wenn die Gesundheit mitspielt, ausgestattet mit den Herausforderungen und Segnung der hormonellen Kraftfelder, wie wir sie im ersten Kapitel kennengelernt haben. An dieser Stelle möchte ich Ihnen einen kleinen Einblick geben, wie ich viele Prozesse in der Welt wahrnehme: Hormone sind energetische Kraftfelder, die uns mit den gewaltigen Kräften des Mann-Seins oder Frau-Seins verbinden. Und darüber hinaus gibt es natürlich noch unzählige andere Kraftfelder im Menschen und in der Natur!

Auf einer feinstofflichen Ebene hingegen haben wir die Möglichkeit, auch die gegengeschlechtlichen Qualitäten in uns zu entdecken und zu kultivieren. Anders ausgedrückt: Nur weil ich den Sommer kenne, kann ich den Winter verstehen, nur weil ich den Morgen erlebe, erkenne ich den Unterschied zum Abend. Erkundigen Sie die eine Qualität, in dem Sie sich bewusst mit ihrem Gegenteil auseinandersetzen. So eröffnet sich ein völlig neuer Horizont mit vielen weiteren Handlungsoptionen.

Die Frage lautet also nicht nur, wie Sie in Ihre volle maskuline Kraft kommen, sondern auch, wie Sie die femininen Qualitäten in sich selbst kultivieren können.

Welche Qualitäten charakterisieren die maskuline Kraft?

Über die körperlichen Voraussetzungen, zumindest in Bezug auf einen wichtigen Lebensaspekt, haben wir bereits gesprochen – es ging um die Frage der Standfestigkeit im Bett. Meine These ist, dass wir diese Standfestigkeit auch im übertragenen Sinne verstehen sollten.

Es geht auch um Standfestigkeit im Leben: Lasse ich mich von jeder Meinung beeinflussen und passe mich an wie eine Fahne im Wind? Eine klare innere Haltung ist vor allem im Umgang mit starken femininen Energien von großer Bedeutung – Energien, die meist von Frauen verkörpert werden.

Die zentrale Frage des Lebens lautet an dieser Stelle: Was ist der Ruf Ihrer Seele?

Sind Sie bereit, diesem inneren Ruf konsequent zu folgen? Das Beharren auf diesem Fokus ist eine wesentliche männliche Qualität – die Fähigkeit, das Ziel im Blick zu behalten, selbst wenn jahrelange Umwege erforderlich sein sollten. Die männliche Lebensreise ist geprägt vom Suchen und Ringen, vom Erschaffen und – wo nötig – vom Einreißen und dem anschließenden Neuaufbau.

Alle Heldensagen, von Odysseus bis James Bond, folgen diesem Handlungsverlauf: Das Leben ist bequem, vielleicht sogar im Schoße einer Frau. Dann tritt ein Problem auf, und die Heldenreise muss – meist unfreiwillig – beginnen. Diese Reise führt den maskulinen Helden immer wieder an gefährliche innere oder äußere Herausforderungen, die ihn an die Grenzen seiner Kraft, seines Durchhaltevermögens und seines Bewusstseins bringen. Diese Grenzerfahrungen können, wie bei James Bond, äußerer Natur oder, wie bei Odysseus, (15) innerer Natur sein. Durch das seelische Wachstum während dieser Prozesse wird die Geschichte auf einer höheren Ebene vollendet. Am Ende steht ein massiver Reifungsprozess, der schließlich in einer erneuten Vereinigung mit den weiblichen Kräften, symbolisiert durch eine Geliebte, gipfelt.

Ohne Zweifel ist ein solches weit Leben außerhalb der Komfortzone, und viele Männer scheuen davor zurück. Es stellt sich die klare Frage: Wollen Sie ein Leben in bürgerlicher Mittelmäßigkeit führen, oder wollen Sie im Ringen um das Wahre und Gute bestehen?

Wer möchten Sie am Ende Ihres Lebens gewesen sein?

Bevor Sie weiterlesen, lade ich Sie herzlich ein, das folgende Video in Ruhe auf sich wirken zu lassen. Es handelt sich um eine musikalisch untermalte Rezitation von Ben Becker, der das eingangs zitierte Gedicht von Rainer Maria Rilke „Ich lebe mein Leben" vorträgt.

Die Kombination aus dem Bild des rauen Meeres mit den Felsen, an denen sich die Wellen brechen, der Musik und Ben Beckers kraftvoller Stimme ist von einmaliger Kongruenz und Schönheit.

Das YouTube Video „Ich lebe mein Leben" von Rilke:

Und, wie hat es auf Sie gewirkt? Ganz ehrlich – mich erschüttert und berührt es jedes Mal aufs Neue tief in meiner Seele. Es ist erstaunlich, welche Kraft die Kunst hat, die das einfache geschriebene Wort eines Buches, auch dieses hier, nicht erreichen kann. Auf die Bedeutung der Kunst im Zusammenhang mit maskulinen und femininen Energien werden wir später noch ausführlicher eingehen.

In Rainer Maria Rilkes Gedicht begegnen uns verschiedene Motive, die es wert sind, mit Aufmerksamkeit betrachtet zu werden. Die erste Strophe handelt vom Ringen, vom Handeln, vom Tun – dazu braucht es wohl keine weiteren Erklärungen. In der zweiten Strophe verweist die Zahl „jahrtausendlang" letztlich auf viele Inkarnationen, denn kein Mensch wird heutzutage Jahrtausende alt. Damit stellt sich die Frage nach dem eigenen Sein, dem eigenen „Ich bin". Es ist die zentrale Frage des Bewusstseins, so wichtig und unmissverständlich: Wer bin ich?

Und das meine ich nicht wie einst in Robert Lemkes gleichnamiger Fernsehshow, sondern es ist die tiefste Erkenntnisfrage des menschlichen Daseins überhaupt. Es ist die zentrale und wohl wichtigste Frage im Ringen und Suchen des Menschen – und doch ist es eine Frage, die niemals endgültig beantwortet werden kann.

Ist das nicht ein Widerspruch in sich? Eine Frage, die von so großer Bedeutung ist und doch keine abschließende Antwort findet?

Die lapidare Antwort lautet: Ja, es ist ein Widerspruch. Die ernste Antwort lautet ebenfalls: Ja, es ist ein Widerspruch.

Denn das Leben ist voller Widersprüche!

Bei Rainer Maria Rilke wird in der Frage nach dem „Wer bin ich?" zunächst der Falke genannt – der Falke, der mit den Kräften des Windes fliegt. Oder bin ich der Wind selbst, ein Sturm? Oder forme ich die Kräfte des Sturms in meiner Kehle zu einem gewaltigen Gesang? Immerhin können in der Kehle Windgeschwindigkeiten in Orkanstärke entstehen. Man ahnt: Die aktive und die passive Rolle verschwimmen im Nebel des Lebens und erst recht im Nebel vieler Inkarnationen. Eine wichtige Erkenntnis, die wir später noch vertiefen werden!

Ich möchte auf eine Biografie der jüngeren Geschichte eingehen, die diese Elemente in außergewöhnlicher Weise verkörpert. Es geht um einen Menschen, der unfreiwillig zum Helden wurde, einem Helden, der sich der Aufgabe seines Lebens trotz eigener Lebensgefahr nicht entzogen hat. Der deutsche Geschäftsmann Oskar Schindler war zunächst auf gute Geschäfte aus und profitierte mit seiner „Deutsche Emailwarenfabrik" vom nahegelegenen Ghetto in Krakau. Er liebte das Leben, gutes Essen und Frauen. Zunächst war Schindler vor allem daran interessiert, durch den Krieg Profit zu machen. Doch als er die brutale Behandlung und systematische Ermordung der Juden durch die Nazis miterlebte, veränderte sich seine Haltung. Aus einem eher oberflächlichen Menschen wurde ein Mann mit einem großen Gewissen. Er setzte sein Vermögen und seine Kontakte ein, um seine jüdischen Arbeiter zu schützen. Schindler bestach deutsche Offiziere und fälschte Dokumente, um seine Arbeiter als "unverzichtbar" für die Kriegswirtschaft darzustellen. So gelang es ihm, sie vor der Deportation in die Vernichtungslager zu bewahren.

In der späteren Phase des Krieges, als die Rote Armee näher rückte und die Nazis begannen, die Konzentrationslager zu evakuieren und die Insassen in Vernichtungslager zu schicken, gelang es Schindler, seine Fabrik ins heutige Tschechien zu verlegen. Dort setzte er seine Bemühungen fort, seine Arbeiter zu schützen. Rund 1.200 jüdische Männer, Frauen und Kinder führte er auf einer Liste als Beschäftigte seiner Fabrik – diese Liste wurde später als "Schindlers Liste" bekannt.

Durch seine Aktionen rettete Oskar Schindler diesen Menschen das Leben und bewahrte sie vor dem sicheren Tod in den Gaskammern der Vernichtungslager. Nach dem Krieg wurde Schindler von den Juden, die er gerettet hatte, als Held angesehen, obwohl er in Deutschland weitgehend unbekannt blieb. In Israel erhielt er die Ehrung als "Gerechter unter den Völkern".

Warum ist die umfassende maskuline Kraft so wichtig?

Zunächst sollten wir uns fragen, warum es für einen Mann überhaupt notwendig ist, in seiner maskulinen Kraft zu sein: Wenn eine Beziehung Lebendigkeit und Esprit bleiben soll, ist die Polarität zwischen männliche und weibliche Energie unverzichtbar. Verschwindet einer dieser beiden Pole dauerhaft im Nebel des Alltags, bleibt bestenfalls noch eine funktionierende Wohngemeinschaft übrig – aber keine Partnerschaft, die auch noch nach Jahren für Schmetterlinge im Bauch sorgt. Und genau hier liegt eines der wesentlichen Probleme unserer Zeit: Während Frauen bereits seit mindestens 100 Jahren an ihrem Selbstverständnis arbeiten – sei es durch die Frauenbewegung oder individuelle Entwicklungen –, bleibt es auf der Seite der Männer oft erstaunlich ruhig.

Mögen Frauen es in ihren Zwanzigern noch attraktiv finden, wenn ihr Partner gerne ins Fußballstadion geht, Bier trinkt und von Autos schwärmt, so kann dieser Lebensstil in späteren

Jahrzehnten problematisch werden – vor allem, wenn der Mann auf diesem Entwicklungsstand stehenbleibt. Wir haben im Kapitel über die Hormone erfahren, wie wandelbar und veränderungsfreudig sowohl der Körper als auch die Seele einer Frau sind. Wenn Männer glauben, dass jugendliches Mann-Sein auf Dauer ausreicht, werden sie früher oder später eine unangenehme Lektion von ihrer Partnerin lernen: die Trennung. Das bedeutet nicht, dass Männer nun unbedingt an den gleichen Yoga-Retreats teilnehmen müssen wie ihre Frauen. Wichtig ist jedoch, einen eigenen Weg der inneren Entwicklung zu finden. Wenn eine Frau sich in ihrer Lebensreise weiterentwickelt, während der Mann in infantilen, postpubertären Verhaltensweisen verharrt, entsteht ein Ungleichgewicht. In Fällen, in denen beide Partner keine Weiterentwicklung anstreben, mag die Beziehung zunächst stabil wirken. Aus meiner Praxiserfahrung kann ich jedoch sagen, dass diese vermeintliche Harmonie oft eine Selbsttäuschung ist und früher oder später der große Knall kommt. Nehmen Sie es mir bitte nicht übel, wenn ich hier so deutlich Klartext spreche. Es ist einfach notwendig, diesen Aspekt anzusprechen, bevor es irgendwann sehr schmerzhaft wird.

Viele Männer unterliegen leider der Täuschung, dass sich maskuline Kraft ausschließlich in der Standhaftigkeit des Penis und der Fähigkeit, Frauen kraftvoll im Bett körperlich zu lieben, erschöpft. Diese Fähigkeit – natürlich mit dem Einverständnis der Frau – ist durchaus wichtig, aber sie ist bei weitem nicht die Einzige, die einen Mann auszeichnet.

Die Polarität zwischen weiblicher Wandelbarkeit und männlicher Standhaftigkeit – wie ein Felsen im Leben – ist eine zentrale Qualität in der Begegnung zwischen Mann und Frau. Das bedeutet ausdrücklich, dass diese Qualitäten je nach Situation auch ihre Geschlechterzugehörigkeit tauschen können. Je bewusster es einem Paar gelingt, diese Kräfte flexibel und gezielt einzusetzen, desto stärker und lebendiger wird die Beziehung!

Ich möchte diese Zusammenhänge in einem Bild verdeutlichen: Stellen Sie sich einen Felsen im Atlantik vor. Mal peitschen Wind und Wellen von Westen, mal von Osten oder Norden heran. Manchmal ist es windstill, dann wieder stürmisch. Es gibt sonnige Tage und neblige Stunden. Das bewegte Leben des Ozeans und der fest gegründete Felsen schaffen an ihrer Begegnungsfläche eine unglaubliche Schönheit, ein fast majestätisches Schauspiel. Dort, wo die Wellen am Felsen brechen, schäumt die Gischt auf und verteilt sich in feinen Tropfen in der Luft.

Frauen – Muse und Inspirationsquelle

Zu all dem Gesagten will ich noch einen wichtigen Aspekt ergänzen: Frauen können im Leben eines Mannes eine bedeutende Rolle als Muse, als Quelle der Inspiration einnehmen. Natürlich gilt dies auch umgekehrt, Männer können ebenso eine inspirierende Kraft für Frauen sein. Doch durch den intensiveren Kontakt von Frauen zu den Lebenskräften und die stark modulierenden hormonellen Einflüsse – wie wir bereits ausführlich besprochen haben – üben sie oft einen enormen Einfluss auf die Kreativität von Männern aus. Sensible und offene Männer sind sich dieser Qualität bewusst und verschließen sich nicht davor. Im Gegenteil, sie bleiben offen und empfänglich für diese femininen Einflüsse.

Das Gegenteil dessen, was ich als Mann bin, ist meine größte Lehrmeisterin. Das bedeutet nicht, dass ich alles an Frauen großartig oder nachahmenswert finden muss, aber sie können mir sehr viel beibringen. Sie müssen das nicht einmal bewusst tun – oft genügt es, sie einfach in ihrem Sosein zu erleben. Aus der Beobachtung erschließen sich mir viele Geheimnisse der Welt. Während ich diese Zeilen schreibe, bin ich mitten in intensiven Proben mit einer Laienschauspielgruppe, der ich mich vor 8 Monaten angeschlossen habe. Jede Probe ist für mich eine große Inspiration und eine Gelegenheit der Selbstreflektion. Wie so oft sind auch hier die Frauen deutlich in der Überzahl, was mir viele Anlässe zum Nachsinnen und Nachspüren bietet.

Die Welt aus weiblicher Perspektive zu sehen und zu erleben, ist offensichtlich oft so grundlegend anders!

Selbstverständlich kommen auch wichtige Impulse für mein Leben von Männern. Der Anstoß, dieses Buch zu schreiben, ging von einer kurzen, prägnanten Bemerkung meines lieben Freundes und ärztlichen Kollegen Bert Raderschatt aus. Es waren ein oder zwei Sätze, die mich einige Tage später dazu brachten, mit dem Schreiben zu beginnen.

Wenn ich versuche, den Unterschied zwischen weiblicher und männlicher Inspiration zu erfassen, möchte ich es folgendermaßen zusammenfassen:

„Männer kreieren mit ihrem Bewusstsein und ihrer Kraft – Frauen gestalten aus ihrer Lebenskraft heraus!" Der kurze, prägnante Satz von Bert Raderschatt spiegelt seine zielsichere Bewusstseinstiefe wider, die ich an ihm so sehr schätze. Seine Worte sind oft schnörkellos und treffen genau ins Schwarze. Im Gegensatz dazu erlebe ich bei Frauen eine große Gestaltungskraft, Variabilität und Empfindsamkeit in ihrer Art, die Welt zu sehen und zu erleben.

Noch ein paar Gedanken zur Muse: Ursprünglich stammt der Begriff aus der griechischen Mythologie, wo die Musen als Göttinnen der Künste, Wissenschaften und Literatur verehrt wurden. Es gab neun Musen, von denen jede für ein bestimmtes künstlerisches oder wissenschaftliches Gebiet zuständig – etwas Poesie, Musik, Geschichtsschreibung oder Tanz. Diese Bereiche verkörpern oft klassische feminine Energien!

Heute wird der Begriff „Muse" häufig verwendet, um eine Person zu beschreiben, die Künstler, Schriftsteller, Musiker oder andere Kreative inspiriert. Eine Muse kann eine geliebte Person, eine Idee oder auch eine Szene in der Natur sein – etwas, das die kreative Arbeit beeinflusst und bereichert.

Als Beispiel dafür ist die Biografie von Clara Schumann (1819–1896), eine der bedeutendsten Pianistinnen und Komponistinnen des 19. Jahrhunderts. Geboren als Clara Wieck, zeigte sie schon früh außergewöhnliches musikalisches Talent, das von ihrem Vater, dem strengen Musikpädagogen Friedrich Wieck, gefördert wurde. Bereits als Kind trat sie europaweit auf und erlangte schnell Berühmtheit.

Clara lernte den Komponisten Robert Schumann kennen, als er Schüler ihres Vaters war. Sie wurde nicht nur seine Ehefrau, sondern auch eine wichtige künstlerische Partnerin und Muse, die viele seiner Werke, insbesondere die berühmten "Dichterliebe"-Lieder inspirierte. Trotz ihrer eigenen musikalischen Begabung und Kompositionen blieb sie jedoch oft im Schatten von Robert Schumanns Ruf.

Später lernte Clara den jungen Komponisten Johannes Brahms kennen. Zwischen ihnen entwickelte sich eine tiefe Freundschaft und emotionale Bindung, die oft als eine der schönsten Verbindungen der Musikgeschichte beschrieben wird. Brahms verehrte Clara und widmete ihr mehrere seiner Werke. Ob ihre Beziehung romantischer Natur war, bleibt ungewiss, doch ihre Briefe lassen auf eine starke emotionale, aber platonische Verbindung schließen. Clara spielte eine entscheidende Rolle in Brahms' Leben und unterstützte seine Karriere, während er ihr insbesondere nach dem Tod von Robert im Jahr 1856 in schwierigen Zeiten beistand.

Clara Schumann blieb ihr Leben lang eine prägende Persönlichkeit in der Musikwelt, sowohl als Pianistin als auch als Förderin der Werke von Robert Schumann und Johannes Brahms.

Um in der gesunden Balance zwischen femininer und maskuliner Kraft zu leben, ist es für einen Mann wichtig, sich intensiv mit seiner eigenen maskulinen Kraft – oder besser gesagt, mit seiner maskulinen Identität – auseinanderzusetzen. Damit kommen wir zur spannenden Frage:

Wie können Männer ihre maskuline Kraft noch intensiver entfalten?

Für diese wichtige Frage möchte ich einige Anregungen geben:

Zunächst ist es entscheidend, ein Ziel im Leben zu haben. In der ersten Lebensphase sind die Ziele oft eher materieller Natur – ein gutes Gehalt, ein eigenes Haus, ein schönes Auto, tolle Reisen, ein muskulöser Körper. Doch im Laufe des Lebens ist es ratsam, den Blick nach innen zu richten und sich zu fragen: Wer will ich wirklich sein?

Es geht zunehmend darum, ein gesundes Gleichgewicht zu finden – etwa zwischen sportlicher Aktivität und der Innenschau durch Kontemplation oder Meditation. Vielen Männern fällt es schwerer, sich auch spirituell weiterentwickeln zu wollen. Vielleicht erklärt das, warum Frauen in Meditationsretreats oft deutlich in der Überzahl sind.

Dieses Lebensziel darf ruhig ein wenig höher gewichtet sein als die Beziehung zur Partnerin. Ein Mann, der keine Ziele hat und mit seinem Leben nichts anzufangen weiß, wirkt auf Frauen meist wenig attraktiv und alles andere als anziehend.

Ein weiterer wichtiger Aspekt, um mehr aktive maskuline Kraft zu entfalten, ist das Bewusstsein für diese Kraft – und die Erlaubnis, sie auszuleben! In unserer heutigen Zeit wird Männlichkeit oft schnell als toxisch betrachtet, was angesichts der historischen Geschlechterdynamiken auch in gewissem Maße nachvollziehbar ist. Im nächsten Teil werden wir diesem Thema weiter auf den Grund gehen. Eines der Ziele dieses Buches ist es, Ihnen Wege aufzuzeigen, wie sie auf vielfältige Weise zu mehr gesunder männlicher Energie finden können.

An früherer Stelle habe ich bereits von der doppelten Empfängnis der Frau gesprochen: einmal im klassischen, biologischen Sinne und zum anderen in der ebenso wichtigen spirituellen Empfängnis des noch ungeborenen, rein geistigen Wesens, das sich anschickt, Mensch zu werden. Es sind also *zwei* Energieströme, die zur Schwangerschaft führen. Man kann es auch anders betrachten: Der Mann stellt sich, meist unbewusst, mit seiner maskulinen Kraft in den physischen Dienst dieses ungeborenen, rein geistigen Wesens. Er verhilft dem noch Ungeborenen zur Inkarnation und lässt das Geistige zur physischen Materialität werden.

Das ist die zentrale maskuline Fähigkeit: Etwas rein Geistiges zu materialisieren! Und das dürfen wir durchaus groß denken, ja, sehr groß! Für diese Fähigkeit braucht es Bewusstsein und Fokus – also die Kraft zu wissen und zu halten, was ein Mann will. Dazu kommt die Stärke, sei es als körperliche Power, Durchhaltevermögen oder als mentale Standhaftigkeit.

Was ist die zentrale feminine Kraft? Sie besteht darin, etwas rein Geistiges zu empfangen, sich ganz zu öffnen – sowohl dem Mann als auch dem rein geistigen Wesen. Im nächsten Schritt geht es darum, diesem Geistigen einen Raum zu geben und es mit Lebenskraft zu erfüllen.

Um Missverständnisse zu vermeiden: Den Impuls, etwas in die Welt zu bringen, können selbstverständlich auch Frauen setzen! Zwar kann sich eine Frau nicht selbst befruchten – wie manche Tiere es können – aber geistige Impulse auf die Erde zu bringen, ist natürlich allen Menschen möglich! Ebenso können auch Männer einen Raum für Wachstum schaffen, ob das nun im übertragenen Sinne gemeint ist oder ganz konkret, etwa durch das Errichten eines Hauses für die Familie.

Es bleibt dabei: Den Raum für die Inkarnation zu schaffen und zu halten ist eine feminine Kraft. Den entscheidenden Anstoß zu geben, das ist eine maskuline Kraft.

Lernen Sie, Kräfte wahrzunehmen

Aber wie lässt sich das erreichen? Es dürfte inzwischen klar geworden sein, dass es sinnvoll und auch klug ist, sich mit diesem Thema auseinanderzusetzen. Deshalb möchte ich Ihnen hier einige Anregungen geben, die Ihnen dabei helfen können, ein Gespür für diese Kräfte zu entwickeln.

Fangen wir mit einem einfachen, alltäglichen Beispiel an: Für Frauen ist die Kleidung oft Ausdruck ihrer facettenreichen Innenwelt:

Ich sitze morgens allein in der Küche und frühstücke, als meine Lebensgefährtin hereinkommt und mich fragt, ob ihr das Kleid steht, dass sie gerade trägt. Ich antworte, dass es mir natürlich am liebsten ist, wenn sie gar nichts an hat – aber da das aus verschiedenen Gründen nicht geht, sei dieses Kleid doch wunderschön. Es folgt eine kurze Phase mit einer Betriebsamkeit und Stimmung, deren Ursache sich mir nicht so recht erschließen will. Sie verschwindet, kommt einige Minuten später zurück in die Küche und sagt erleichtert: „Schatz, dieses Kleid ist doch viel schöner als das andere und passt heute (!) viel besser zu mir."

Achtung, innerhalb von Sekunden befinde ich mich auf vermintem Gelände. Wie soll ich jetzt reagieren? Zugeben, dass ich keine Ahnung habe, was sich verändert hat?

Mir ist es viel zu lästig, mich so intensiv um meine Kleidung zu kümmern. Wenn mir etwas gefällt und es mir steht, kaufe ich es gerne in mehrfacher Ausführung – dann muss ich nicht jedes Mal überlegen, was ich anziehen will. Wenn ich einkaufen gehe, habe ich zuerst eine klare Checkliste im Kopf, welche

Kriterien die Schuhe, die Jacke oder die Hose erfüllen müssen. Beim gemeinsamen Einkaufen mit meiner Lebensgefährtin geht es also darum, den kleinsten gemeinsamen Nenner zwischen ihrem ästhetischen Anspruch und meinen Anforderungen an die Praktikabilität zu finden.

Bei Regen- oder Outdoorjacken ist mir das Aussehen – sehr zum Leidwesen meiner Freundin – völlig egal. Entscheidend ist allein, dass die Jacke in einem bestimmten Temperaturbereich den Regen zuverlässig abhält und gleichzeitig dafür sorgt, dass ich möglichst wenig schwitze. Das folgt schließlich rein physikalischen Gesetzen. Ist da das Aussehen nicht nebensächlich, besonders wenn es regnet? Aber offensichtlich gibt es auch hier andere Meinungen.

Ein weiteres hervorragendes Übungsfeld, um Kräfte zu studieren, ist die Kunst. Nehmen Sie zum Beispiel die Werke von Emil Nolde (1867–1956). Was er in seinen Bildern darstellte, sind die Kräfte in der Natur, die er selbst intensiv wahrgenommen hat. Seine Bilder gehören zu den bedeutendsten Werken des deutschen Expressionismus. Nolde, bekannt für seine leuchtende Farbgebung und emotional aufgeladene Motive, entwickelte einen unverwechselbaren Stil, der tief in der menschlichen Erfahrung verwurzelt ist. Seine Werke spiegeln eine innere Leidenschaft wider und lassen sich oft als ausdrucksstarke Erkundungen von Natur, Religion und dem Menschsein interpretieren. Er war besonders für seine kraftvolle Farbgebung bekannt und nutzte leuchtende, kontrastreiche Farben, die oft wie in einem Rausch auf die Leinwand gebracht wirken. Diese intensiven Farben stehen im starken Gegensatz zur häufig düsteren oder mystischen Atmosphäre seiner Bilder. Für Nolde war Farbe ein unmittelbares Ausdrucksmittel für Emotionen, vergleichbar mit der Art, wie ein Musiker Töne verwendet, um Gefühle zu vermitteln. Noldes Darstellungen von Menschen sind oft entstellt oder stilisiert, was den emotionalen Ausdruck verstärkt. Besonders eindrucksvoll sind seine „Masken"-Bilder sind, die grotesk verzerrte, beinahe unheimliche Gesichter zeigen, die den Betrachter tief berühren und eine geheimnisvolle, fast archetypische Tiefe ausstrahlen. Diese Werke spiegeln seine Auseinandersetzung mit dem Menschlichen und Übermenschlichen wider. Er verstand es, in seinen Bildern eine direkte Verbindung zu grundlegenden menschlichen Emotionen herzustellen. Noldes Kunst ist geprägt von einer kraftvollen Symbolik, die bis heute fasziniert.

Aber es gibt noch weitere Beispiele, die sich hervorragend für das Studium von Kräften eignen – etwa Plastiken. Besonders denke ich dabei an die antiken griechischen Skulpturen und die Werke Michelangelos aus der Renaissance. Sein „David" veranschaulicht eindrucksvoll das Zusammenspiel von Körper und Seele.

Der Körper des David ist idealisiert und muskulös, dargestellt im klassischen Kontrapost, was für die Schönheit und Perfektion des menschlichen Körpers steht. Michelangelo ließ sich von der antiken Kunst und deren Vorstellung eines harmonischen, wohlgeformten Körpers inspirieren. Der Körper symbolisiert nicht nur physische Kraft, Anmut und Kontrolle, sondern zeigt auch Spannung und Bereitschaft – Hinweise auf Davids inneren Mut.

Obwohl Davids Körper körperliche Stärke repräsentiert, liegt der wahre Fokus auf seinem Gesichtsausdruck und seiner Haltung. Der konzentrierte, ruhige Ausdruck deutet auf Davids innere Stärke, seine Entschlossenheit, sein Vertrauen in seinen eigenen Verstand, seine Kraft und seinen Glauben an sich selbst, hin. Es ist weniger der Moment des Kampfes, sondern vielmehr der Augenblick der inneren Reflexion und Vorbereitung auf das, was bevorsteht. In Davids Blick spiegelt sich geistige Wachsamkeit und eine Art überlegene Ruhe wider, was die zentrale Rolle der Seele in diesem Moment unterstreicht.

In Michelangelos Darstellung des David arbeiten Körper und Seele in vollkommenem Einklang. Der kräftige Körper ist bereit für die physische Herausforderung, während die Seele – ausgedrückt durch den konzentrierten und selbstbewussten Gesichtsausdruck – den eigentlichen Antrieb gibt, den Kampf zu aufzunehmen. Damit verkörpert Michelangelo die Renaissance-Idee des Menschen als Einheit von Körper und Geist: Der Mensch ist nicht nur durch seine physische Stärke, sondern auch durch seine geistige und seelische Kraft fähig, große Taten zu vollbringen.

Zu guter Letzt möchte ich noch ein weiteres Feld ansprechen: die Musik, insbesondere die italienischen Opern von Verdi und Puccini. Hier erleben wir die emotionale Kraft der „Amore" in all ihren Höhen und Tiefen, in Reinform! In der Oper, und generell im klassischen Gesang, sind die Geschlechterrollen klar definiert: In Mozarts „Zauberflöte" ist Sarastro ein Bass, während die Königin der Nacht als Sopran auftritt. Punktum, keine Diskussion!

Die Kunst kann in unserem Anliegen eine zentrale Rolle spielen: Lernen Sie, auf ihre Stimme und ihre Stimmlage zu achten. Es lohnt sich, die Stimme aus den tieferen Bauchregionen oder sogar aus dem Becken heraus klingen zu lassen. Gesangsunterricht oder Schauspiel sind hervorragende Methoden, um den Umgang mit der eigenen Stimme weiter zu verfeinern und bewusster einzusetzen.

Die Kunst ist in vielerlei Hinsicht ähnlich wie die Natur: Sie ist in vielen Aspekten geradezu durchdrungen von femininer Energie. Damit kommen wir zu einem weiteren spannenden Thema: Wie öffnen wir unsere Energiezentren? Wenn uns das gelingt, öffnen wir nicht nur die Tür zu einem erfüllten und reichhaltigen Leben, sondern auch zu einer intensiven und beglückenden Sexualität, wie ich am Ende des letzten Kapitels beschreiben werde.

Öffnung der Energiezentren

Es ist für Männer sehr wertvoll, zu lernen, Energiefelder wahrzunehmen und bewusst zu steuern. Lassen Sie uns das hier einfach halten – wer tiefer einsteigen möchte, findet umfangreiches Wissen zur Aktivierung der Chakren.

Unser Alltag wird wesentlich von drei Energiezentren bestimmt: dem Kopf, dem Herzen und dem Becken. Je mehr wir lernen, diese aktiv zu steuern, desto mehr Kraft und Präsenz strahlen wir im Leben aus! (16)

Eine einfache Übung zur Visualisierung: Stellen Sie sich vor, dass sich vor Ihrer Stirn, Ihrer Brust und Ihrer Beckenregion jeweils eine große, lotusartige Blume befindet, die sich öffnen und schließen kann. Die Aufgabe besteht darin, diese Blume bewusst zu öffnen und offen zu halten.

Konzentrieren Sie sich auf Ihre Stirn und entspannen Sie bewusst Ihre Gesichtsmuskulatur sowie die Augen. Es kann hilfreich sein, am Anfang die Brille abzusetzen, falls Sie eine tragen. Versuchen Sie Ihre Sinne – vor allem Augen und Ohren – zu aktivieren, ohne dabei forschend oder analysierend zu sein. Lassen Sie die Umgebung einfach auf sich wirken. Es geht dabei nicht um ein Dahindämmern, sondern um ein waches und aufmerksames Gewahrsein dessen, was im Moment geschieht. Das umfasst sowohl das innere Erleben als auch Geräusche und visuelle Eindrücke von außen.

Richten Sie Ihre Aufmerksamkeit nun auf ihren Brustkorb, auf Herz und Lunge. Spüren Sie, wie sich Ihr Herz weitet und der Atem durch Ihr Herz ein- und ausströmt. Lassen Sie Ihr Herz immer weiter und weicher werden und hüllen Sie sich liebevoll mit Ihrem Herzen ein.

Im letzten Schritt konzentrieren Sie sich auf Ihre Beckenbodenregion, insbesondere auf die Beckenbodenmuskulatur. Versuchen Sie abwechselnd Spannung aufzubauen und dann wieder zu lösen. Das ist für viele, insbesondere für Männer, eine echte Herausforderung. Eine hilfreiche Unterstützung kann hier Cantienica-Methode bieten. Sie hilft dabei, den Beckenboden überhaupt wahrzunehmen und gezielt anzusteuern. Es lohnt sich also, nach einem Cantienica-Kurs in Ihrer Umgebung Ausschau zu halten. Dabei muss es nicht um Perfektion gehen – schon eine Einzelsitzung kann ausreichen, um ein Bewusstsein für den Beckenboden zu entwickeln.

Die wahre Meisterschaft liegt darin, diese Energiezentren auch im Alltag, selbst bei seelischem oder körperlichem Schmerz, geöffnet zu halten!

Im nächsten Schritt verbinden Sie alle drei Energiezentren entlang Ihrer Wirbelsäule, indem Sie beim Atmen bewusst auf die auf- und absteigende Energie achten. Wie bereits im Zirbeldrüsenkapitel erläutert, massieren Sie dabei sanft die Zirbeldrüse. Anders ausgedrückt: Durch diese Übung vereinen Sie die erdende Kraft der Sexualhormone – Testosteron bei Männern und Estradiol bei Frauen – mit der kosmischen Kraft des Melatonins.

Verbindung mit Kosmos und Erde – über den Körper hinaus

Wenn Sie gelernt haben, diese Energien wahrzunehmen, zu spüren und sogar zu lenken, können Sie sie nun in beide Richtungen ausdehnen: einerseits in den Kosmos und andererseits in Richtung Erdmittelpunkt. In diesem Zustand sind Sie mit Himmel und Erde verbunden – Sie sind ein Bürger zwei Welten. Ihre Heimat, Ihr eigentliches Sein, ist nicht länger nur im egozentrierten Körper verankert, sondern wird mehr und mehr durchlässig für universelle Energieflüsse.

An dieser Stelle möchte ich auf einen bemerkenswerten Aspekt unserer bisherigen Überlegungen und Übungen hinweisen: Mit einem solchen Übungsweg lernen Sie, die bewusste

Handhabung von Kraftfeldern, die im Grunde eher weiblicher Natur sind, zu meistern. Paradoxerweise führt gerade das dazu, dass Sie Ihre maskuline Energie noch stärker aktivieren können. Wer diesen Weg geht, lernt, die Kräfte in sich bewusst zu spüren und zu lenken – Kräfte, die Frauen von Natur aus leichter zugänglich sind.

Es ist Sonntagmorgen im Sommer, und ich fahre früh, so gegen 7:00 Uhr, mit dem Rad zum See, wo ich im Sommer gerne schwimmen gehe. Auf der Liegewiese, etwas abseits der eigentlichen Badestelle, sehe ich eine junge Frau in ihren Zwanzigern, die Yoga macht. Ich setzte mich auf die Bank, schaue auf den See und mache mich langsam bereit, ins Wasser zu gehen. Inzwischen hat die Frau ihr Yoga beendet und angefangen, sich mit geschlossenen Augen und dem Gesicht zur Sonne genussvoll ihre sehr langen Haare zu kämmen. So weit, so unspektakulär.

Aber jetzt kommt es: Als ich nach etwa 10 bis 15 Minuten aus dem Wasser komme, ist sie immer noch damit beschäftigt, sich die Haare zu kämmen. Auch als ich ein paar Minuten später wieder auf mein Rad steige, ist sie noch ganz in diese Tätigkeit vertieft. Nachdenklich fahre ich nach Hause. Offensichtlich kann das Kämmen der Haare eine genussvolle, sinnliche Erfahrung sein, die die Seele erfreut. Ich hingegen erledige das in 30 Sekunden – gut, ich habe auch kaum Haare im Vergleich zu ihr – aber gleich 15 Minuten oder länger? Während ich mir in 30 Sekunden die Harre kämme, denke ich schon über meine nächsten Aufgaben nach und fokussiere mich innerlich.

Da habe ich also wieder einen wertvollen Einblick in die feminine Energie bekommen und etwas über die Achtsamkeit des Moments gelernt. Spannend.

Als ich diese Szene für das Buch niederschreibe, wird mir noch einmal bewusst, wie sehr sich die Frau durch Yoga, die Hinwendung zur Sonne und das Haare kämmen mit den Energien in sich und um sich herum verbindet. Es ist faszinierend, wie solche alltäglichen Handlungen so viel Tiefe und Bedeutung gewinnen können. Das Leben hält immer wieder spannende Momente bereit!

Anderes Beispiel:

Ich sitze entspannt auf einer Bank am Strand und lasse meinen Blick über das Meer schweifen. Währenddessen übe ich aktiv das Öffnen der drei zuvor beschriebenen Energiezentren. Erwartungslos und ganz im Gewahrsein des Augenblicks verweile ich dort. Ein mir völlig unbekanntes Pärchen kommt händchenhaltend, vielleicht um die 40 Jahre alt, an mir vorbei und geht einige Meter vor mir an der Bank entlang.

Plötzlich und völlig unerwartet dreht sich die Frau noch einmal zu mir um und blickt mir für einen kurzen Moment in die Augen. Für den Bruchteil einer Sekunde entsteht ein energetisches Band zwischen uns, sie lächelt mich an, und ich erwidere ihr Lächeln. Dann wendet sie sich wieder ihrem Mann zu und geht weiter.

Ich kann es nicht beweisen, aber ich hatte das klare Gefühl, dass die Frau auf mich aufmerksam wurde und mich anlächelte, weil ich im Gewahrsein war und meine Energiezentren geöffnet hatte. Ich war mir meiner Präsenz und meiner Kraftfelder bewusst. Diese Präsenz ist für Frauen selbstverständlicher als für Männer – das haben wir bereits im Kapitel über die Hormone erfahren. Wenn nun plötzlich ein Mann dasitzt und sich dieser Kraftfelder bewusst ist, kann das durchaus die Aufmerksamkeit einer Frau auf sich ziehen.

Um es noch einmal zu betonen: Ich saß nicht auf der Bank mit dem Ziel, irgendeine Frau anzubaggern, sondern war einfach nur präsent.

Aufbruch ins Unbekannte: Das Feminine in uns und um uns herum entdecken

Wenden wir uns nun der Frage zu, wie wir als Männer feminine Energien in uns entdecken können! Erfahrungsgemäß fällt dieser Gedanke den meisten Männern zunächst schwer. Ich will es einmal bewusst etwas platt ausdrücken: Das ersehnte Weibliche findet sich nicht nur in einem attraktiven und sinnlichen Frauenkörper! Die weibliche Kraft ist weit mehr als das, was wir Männer in der physischen Gestalt einer Frau sehen, wenn wir uns nur auf das Äußere konzentrieren.

Mit den Überlegungen vor einigen Seiten, als wir uns mit dem Wahrnehmen und Lenken von Energien entlang der Wirbelsäule beschäftigt haben, haben wir bereits erste Einblicke in den Umgang mit femininer Energie gewonnen. Aber wo können wir noch, jenseits des Menschlichen, feminine Energie finden?

Ich spreche bewusst von „Mutter Erde". Ja, die Erde, die uns trägt, die uns erschaffen hat und die uns ernährt, ist weiblich! Ich möchte Sie zu einer Wahrnehmungsübung einladen, die genauso gut auch von Frauen durchgeführt werden kann: Gehen Sie einmal allein, mit Bedacht und Achtsamkeit, durch einen Wald. Konzentrieren Sie sich dabei zunächst auf Ihre eigenen männlichen Anteile und spüren Sie gleichzeitig in den weiblichen Wald hinein. Wie nehmen Sie den Wald wahr? Wenn der Moment gekommen ist, wechseln Sie in Ihre weibliche Seite und setzen den Weg fort, während Sie den Wald nun aus dieser Perspektive wahrnehmen. Was verändert sich?

Während ich diese Zeilen schreibe, hatte ich einen Mann zur Erstanamnese, Mitte 50, in meiner Praxis. Er ist Inhaber mehrerer großer Baumschulen – ein ausgesprochen maskuliner, gestandener Mann mit einem sehr erfolgreichen Unternehmen. Seine Bereitschaft, Verantwortung zu übernehmen und Führung auszuüben, war von der ersten Sekunde spürbar. Er ist durch und durch ein Unternehmer. Im Laufe unseres Gesprächs kam auch die Sexualanamnese zur Sprache, und schnell fanden wir uns beim Thema maskuline und feminine Energien wieder. Dass er starke maskuline Energien besitzt, stand außer Frage, auch für ihn selbst. Interessant war jedoch, dass er von seiner „weiblichen" Seite sprach, wenn er durch eine seiner Baumschulen geht, um zu sehen, ob es den kleinen Baumpflanzen gut geht und welche Pflege sie brauchen. Dieses Gespräch war in mehrfacher Hinsicht bemerkenswert: Dieser Mann war sich sowohl seiner maskulinen als auch seiner femininen Energie bewusst und hatte bereits vor unserem Gespräch darüber nachgedacht. Das ist selten.

An dieser kurzen Schilderung mit einem Patienten lässt sich sehr viel lernen, und im Grunde ist damit auch schon alles gesagt. Sie können ganz in Ihrer maskulinen Kraft sein und dennoch ein Bewusstsein für Ihre feminine Energie entwickeln und lernen, diese bewusst einzusetzen.

Ein weiterer interessanter Ort für die Übung der Wahrnehmung von Mutter Erde ist ein See oder das Meer. Beim Baden oder Schwimmen im See oder im Meer sind wir im Grunde vollständig von weiblicher Energie umgeben.

Es ist Sommer, und ich arbeite an diesem Buch. Wie bereits erwähnt, gehe ich gerne in einem nahegelegenen See schwimmen. An einem Sonntagmorgen um 7:00 Uhr steige ich ganz allein ins Wasser und schwimme den See entlang. An der Stelle, wo ich gestartet bin, ist der See noch schmal, doch er weitet sich immer mehr aus. Ich spüre eine tiefe Verbundenheit mit dem Wasser – es trägt mich.

Gleichzeitig hat das Wasser auch eine trügerische und gefährliche Seite. Erst vor wenigen Wochen ist an genau dieser Stelle ein Mensch ertrunken. Doch in diesem Moment fühle ich mich wie ein Spermium, eingehüllt vom warmen Wasser, das kaum eine Abkühlung bewirkt. Ich erlebe intensiv das Getragensein von weiblicher Energie.

Ich möchte an dieser Stelle nicht verschweigen, dass sowohl das Schwimmen im Wasser als auch die Begegnung mit der Frauenwelt Energien in sich tragen, die für uns Männer bisweilen schwer zu verstehen sind. Diese Kräfte können durch ihre Spontanität und Wildheit ebenso faszinieren wie erschrecken – sie vermögen uns anzuziehen, aber auch in Gefahr zu bringen. Wie in vielen in Märchen und Balladen beschrieben, können sie einen Menschen im schlimmsten Fall sogar in den Tod reißen. Ein Beispiel dafür ist Goethes Gedicht „Der Fischer". (17) Es ist die Faszination der femininen Kraft, die uns Männer sehnsüchtig werden lässt – eine Kraft, die oft unverständlich und manchmal kaum zu bändigen ist und die stets auch eine gewisse Gefahr birgt.

Aus Angst vor dieser unbändigen weiblichen Lebenskraft und Lebensweisheit wurden Frauen seit Jahrtausenden systematisch verfolgt und unterdrückt. Die Hexenverfolgungen und -verbrennungen sind ein finsteres Beispiel für die männliche Angst vor dieser ungezügelten weiblichen Energie.

Es waren die weisen Frauen, die die Kräfte der Natur wahrnehmen und in ihren Heilmitteln lenken konnten. Angesichts dessen, was wir bisher über die Kraftfelder der weiblichen Hormone und die daraus resultierende seelische Stärke der Frau gelernt haben, ist es kaum verwunderlich, dass gerade Frauen in der Lage waren, die Naturkräfte zu spüren, zu lenken und zu beherrschen.

Damit entzogen sie sich jedoch auch der akademischen Gelehrsamkeit der Männerwelt und der Kontrolle der Kirche. Diese Unabhängigkeit machte sie für die akademische

Gelehrsamkeit unberechenbar und schwer zu kontrollieren. Deshalb wurden die weisen Frauen verfolgt und sollten ausgerottet werden. Nebenbei bemerkt, frage ich mich, ob sich diese Mechanismen nicht heute in anderer Form fortsetzen – aber das ist ein anderes Thema.

Die Kirche, insbesondere die römisch-katholische, spielte in diesem Zusammenhang eine äußerst düstere Rolle. Sie hat die weibliche Kraft konsequent aus weiten Teilen des kirchlichen Lebens verbannt. Soweit ich es beurteilen kann, ist dies auch in anderen monotheistischen Religionen ähnlich, obwohl ich mir hier kein abschließendes Urteil anmaßen möchte. Deshalb spreche ich vor allem über die katholische Kirche, der ich viele Jahre meines Lebens, zumindest zu Beginn, zwangsweise angehörte.

Nach Jahrzehnten sitze ich mal wieder in einer katholischen Messe. Ich bin katholisch aufgewachsen und mit 14 Jahren ausgetreten. Nun also bin ich wieder hier. Die Texte und Lieder kenne ich noch immer in- und auswendig, ich könnte sie problemlos mitsingen. Während der Messe denke ich über meinen Weg nach – von meiner Zeit in der katholischen Kirche bis zu meiner heutigen christlich-mystischen Suche, die sich jenseits aller Institutionen abspielt. Mit 56 Jahren bin ich nun an diesem Punkt angelangt.

Ich muss mir eingestehen, dass ich eine gewisse Langeweile empfinde. Also entscheide ich mich, energetisch auf den Priester zu fokussieren. Ich spüre sehr schnell, dass seine Energieströme irgendwo zwischen Kehlkopf und Herz abebben. Den Bereich des Unterleibs nehme ich als abgespalten war.

Kurze Zeit später spreche ich mit Anja, meiner Ihnen bereits bekannten Praxispartnerin, über dieses Erlebnis. Sie vertritt dabei eine interessante These: Die katholische Kirche sei nicht zuletzt deshalb so gelenkt und inthronisiert worden, um die Bevölkerung allgemein – und besonders die rein männliche

Priesterkaste mit dem Zölibat – von der gesunden Kraft der Sexualität abzuschneiden.

Warum? Weil eine gesunde sexuelle Energie eine enorme Schaffenskraft besitzt. Das zeigt sich schon an der biologischen Empfängnis und der Schwangerschaft, doch diese Schaffenskraft reicht noch weit darüber hinaus. Gegenwärtig kann ich persönlich nur erahnen, welches Potenzial sich aus der Verbindung zwischen sexueller Energie, einer erwachten Zirbeldrüse und einem integralen Herzen entfalten könnte.

In den letzten Jahrhunderten und Jahrtausenden sind so viele schreckliche Verletzungen zwischen den Geschlechtern verübt worden – sei es durch sexuellen Missbrauch in der Kirche, Massenvergewaltigungen als Kriegswaffe oder den Hexenwahn.

Es ist jetzt wirklich an der Zeit, dieses Gegeneinander zu befrieden und die karmischen Verstrickungen aufzulösen. Eine wesentliche Voraussetzung dafür ist eine gesunde und geheilte maskuline Kraft. Ich hoffe, dass dieses Buch einen kleinen Beitrag dazu leisten kann, vor allem im nächsten Teil.

Bevor wir diesen Abschnitt abschließen, lade ich Sie zu einer kleinen Übung ein: Überlegen Sie mal ganz in Ruhe, was für Sie, lieber Leser, liebe Leserin, eine gute Männlichkeit ausmacht. Und dann denken Sie noch einmal darüber nach, welcher Mann für Sie ein echtes Vorbild ist und warum.

Machen Sie diese Übung erst einmal für sich selbst, bevor Sie sich vielleicht mit Ihrer Partnerin oder Ihrem Partner austauschen. Es kann sehr aufschlussreich – und durchaus unterhaltsam – sein. Nur Mut!

Ich selbst habe ich meine klaren Vorbilder für Männlichkeit und habe mich dazu auch mit meiner Lebenspartnerin ausgetauscht. Es war interessant zu sehen, dass sie die einzelnen Kriterien und die jeweiligen Personen sofort nachvollziehen konnte.

Mögliche Gesichtspunkte könnten sein: Wie tritt er auf? Wie ist sein Kleidungsstil? Wie klingt seine Stimme? Welche Gestik zeigt er? Welche Wirkung hat er auf die Welt? Strahlt er Kraft aus, die andere inspiriert? Ist er zuverlässig und verlässlich?

Spannend, oder?

Bevor wir uns dem nächsten großen Thema zuwenden, möchte ich Ihnen noch ein Beispiel für eine gesunde, gute Männlichkeit aus meiner Sicht geben:

Die Freiwillige Feuerwehr als Institution. Natürlich kann ich nicht für jeden einzelnen Feuerwehrmann sprechen – es gibt sicher auch welche, die nicht gerade Vorbilder sind.

Aber die beiden starken männlichen Qualitäten, Bewusstsein und Kraft, sind bei der Freiwilligen Feuerwehr in einer interessanten Kombination vereint: Es braucht viel organisatorischen Aufwand – was ja auch eine Form von Bewusstsein ist. Bei einem Einsatz muss klar sein, wer was macht, es gibt keine Zeit für Diskussionen. Die Aufgaben sind eindeutig verteilt. Außerdem erfordert es die Fähigkeit, technische Probleme schnell zu erkennen und zu lösen, wenn zum Beispiel bei einem Einsatz etwas kaputtgeht. Nicht zu vergessen ist der Impuls derjenigen, die eine Freiwillige Feuerwehr ins Leben gerufen haben – das zeigt die Überzeugung, aus einer Idee Wirklichkeit zu machen.

Der Einsatz selbst, vor allem bei einem Brandeinsatz mit Atemschutz in einem lichterloh brennenden Haus, erfordert Mut und schlichtweg eine Menge körperlicher Kraft.

Der Frauenanteil bei der Freiwilligen Feuerwehr liegt derzeit deutschlandweit bei etwa 10%, und die Tendenz ist steigend, da gezielt Frauen angeworben werden. Es gibt einfach zu wenige Männer, die sich ernsthaft für diesen Dienst interessieren. Wie wir in diesem Buch immer wieder festgestellt haben, können Frauen selbstverständlich auch in typische Männerberufe einsteigen und dort ihre männlichen Anteile leben – und das ist gut so! Denken wir auch daran, wie belastend der ständige

Bereitschaftsdienst für die Feuerwehrleute ist. Rund um die Uhr verfügbar zu sein – während der Arbeitszeit, in der Nacht und sogar in der Freizeit – ist keine Kleinigkeit. Und das alles geschieht ehrenamtlich, ohne Vergütung, wirklich aus Hingabe für die Allgemeinheit. Gleiches gilt auch für andere Organisationen, wie zum Beispiel die „Deutsche Gesellschaft zur Rettung Schiffbrüchiger", die Seenotretter.

Ich sage aus tiefstem Herzen: DANKE!

Zum Weiterlesen:

Deida, David, Der Weg des wahren Mannes, Ein Leitfaden für Meisterschaft in Beziehungen, Beruf und Sexualität, Goldmann 2024

Lindau, Veit, Seelengevögelt, Manifest für das Leben, Goldmann 2016

Geheiligte Liebe – geheiligtes Herz – geheiligte Sexualität

„Bitte nenne mich bei meinen wahren Namen,
sodass ich all mein Weinen und Lachen gleichzeitig höre,
damit ich sehe, dass meine Freude
und mein Schmerz eins sind.

Bitte nenne mich bei meinen wahren Namen,
damit ich erwache,
sodass die Tür meines Herzens offenbleibt,
die Tür des Mitgefühls."

Thich Nhat Hanh

In der Sprechstunde sitzt mir eine ältere Frau gegenüber, schätzungsweise zwischen 60 und 70 Jahren. Sie erzählt von allem Möglichen, und je länger sie spricht, desto stärker frage ich mich, was sie eigentlich von mir erwartet. Sie redet und redet, und ich spüre, wie meine Ungeduld wächst. Ich überlege, wie ich diese Patientin, die ich kaum kenne, aus ihrem endlosen Monolog herausführen kann. Ich richte meine Aufmerksamkeit auf ihre Energien und nehme wahr, dass ihre sexuelle Kraft nur noch wie ein vertrocknetes Rinnsal wirkt. Als sie kurz Luft holt, ergreife ich die Gelegenheit und frage sie, völlig aus dem Zusammenhang gerissen: „Wie steht es eigentlich um ihre sexuelle Kraft?" Mit großen Augen schaut sie mich an, für einen Moment ist sie sichtlich irritiert. Doch dann beginnt sie, über ihren partnerschaftlichen Kummer und die fehlende seelische und körperliche Liebe zu sprechen. Schlagartig wird unser Gespräch wesentlich und tief. Darum ging es also in der Tiefe!

Mancher Mann legt in der Männersprechstunde im Gespräch mit mir eine Art Lebensbeichte zum Thema Sexualität ab. Es ist nicht so, dass ich gezielt danach frage und doch scheint es ein tiefes Bedürfnis zu sein, endlich einmal in einem geschützten Rahmen über die heimlichen Hoffnungen und Sehnsüchte, über ein nicht gelebtes Leben und über die seelische wie körperliche Liebe, die vielleicht nie richtig gelebt wurde, zu sprechen.

Sehr interessant ist eine Beobachtung meiner Praxispartnerin Anja Peters, die als Frauenärztin arbeitet. Sie erzählt mir immer wieder von Frauen ab 30 oder 40 Jahren, die frustriert sind, weil ihre Männer entweder keinen Sex mehr wollen oder auch nicht mehr können. Über das Thema „nicht mehr können" habe ich bereits ausführlich im entsprechenden Kapitel geschrieben. Aber ist es nicht sehr erstaunlich, dass sich scheinbar immer mehr Männer zurückziehen? Vor etwa zehn Jahren hörte Anja in ihrer gynäkologischen Praxis oft, dass Frauen ab und zu mit ihrem Mann ins Bett gehen – meist nur, um des lieben Friedens willen.

Wie viele Emotionen doch mit dem Thema Sexualität verbunden sind! Es ist immer wieder bewegend zu sehen, wie eine erfüllte, gelebte Sexualität das höchste Glück auf Erden bringen kann – und wie eine verletzende, entwürdigende Sexualität den tiefsten Schmerz hervorrufen kann.

Ein wichtiger Hinweis vorweg:

Die folgenden Gedanken gehen von heterosexuell praktizierter Liebe aus, aber selbstverständlich lassen sie sich ebenso gut auf schwule oder lesbische Paare übertragen.

Ein Punkt, der sich eigentlich von selbst versteht, aber der Klarheit halber hier betont werden soll: Jegliche sexuelle Aktivität muss im absoluten, gegenseitigen Einvernehmen stattfinden. Das bedeutet auch, das alle gesundheitlichen Vorsichtmaßnahmen eingehalten werden sollten, um sicherzustellen, dass weder körperlicher noch seelischer Schaden entsteht.

Absolutes Vertrauen in den anderen ist die grundlegende Voraussetzung für eine tiefer werdende, liebevolle Verbindung.

Das wesentliche Sinnesorgan für eine ganzheitliche und erfüllende Sexualität ist die Haut. Männer konzentrieren sich oft stark auf die primären weiblichen Sexualorgane – und lassen dabei leider einiges ungenutzt! Es ist doch naheliegend, dass jede Frau es genießt, am ganzen Körper liebkost zu werden: sei es mit zarten oder kräftigen Berührungen, mit Küssen oder einer Massage. Ein guter Liebhaber kennt die Energieströme – nicht nur bei sich selbst, sondern auch bei seiner Partnerin! Je mehr Sensibilität und Offenheit Sie für diese Energieströmungen entwickeln, umso leichter wird es Ihnen fallen, mit Ihrer Partnerin eine tiefe und beglückende Sexualität zu erleben. Wer das Liebesspiel anführt, muss übrigens nicht zwangsläufig der Mann sein; auch die Frau kann diese Rolle übernehmen. Wesentlich für eine erfüllende Sexualität, wie ich sie in diesem Buch beschreibe, sind immer ein tiefes, gegenseitiges Vertrauen und die bewusste Wahrnehmung der Energieströme.

Oxytocin: Das Hormon der Verbundenheit und Trennung

Ich möchte hier einen weiteren, bedeutenden Mitspieler im hormonellen Orchester der Intimität vorstellen: Oxytocin, oft als "Liebeshormon" oder "Kuschelhormon" bekannt. Dieses Hormon wird beim Hautkontakt, beim Küssen und am intensivsten während sexueller Aktivität freigesetzt. (18) Diese Freisetzung sorgt für das intensive Gefühl von Nähe und Verbundenheit, das viele von uns nach dem Sex erleben. Bei Männern und Frauen steigt der Oxytocin-Spiegel während des Orgasmus erheblich an und verstärkt das Gefühl von Intimität und Zweisamkeit. Man könnte sagen, Oxytocin ist die hormonelle Basis, das Kraftfeld, auf dem Vertrauen zwischen Partnern entsteht und wächst.

Oxytocin spielt beim weiblichen Orgasmus eine besondere Rolle: Es fördert die Kontraktion der Gebärmutter, die dadurch, wie ein kleiner Sog, die Spermien in sich hineinzieht– was die Wahrscheinlichkeit einer Schwangerschaft erhöht. Am Ende der Schwangerschaft übernimmt Oxytocin dann eine ganz andere Funktion und läutet die Geburt ein. So trägt es auch das Thema Trennung in sich, denn die Geburt markiert schließlich die erste Trennung zwischen Mutter und Kind.

Auf der anderen Seite bringt die Geburt auch einen neuen Moment des Erkennens: Mutter und Kind schauen sich zum ersten Mal in die Augen. Diese erste Begegnung ist nur durch die Trennung der Geburt möglich – ein Zusammenhang mit tiefer spiritueller Bedeutung, über den Sie ruhig einmal nachdenken können!

Wie zu vermuten, wirkt sich Oxytocin auch positiv auf die Herz-Kreislauf-Gesundheit aus. Es fördert die Freisetzung von Stickstoffmonoxid, einem Molekül, dass die Blutgefäße erweitert und den Blutdruck senkt!

Oxytocin besitzt zudem entzündungshemmende Eigenschaften, die das Risiko von Herzerkrankungen senken können. Es verringert die Produktion entzündungsfördernder Botenstoffe und fördert gleichzeitig die Freisetzung entzündungshemmender Moleküle. Dadurch stärkt es den Herzmuskel und unterstützt die Regeneration von Herzgewebe nach Verletzungen, wie etwa nach einem Herzinfarkt. Darüber hinaus kann Oxytocin die Kontraktionskraft des Herzens erhöhen. (19)

Wir halten fest: Alle hier besprochenen Hormone haben einen schützenden und regenerierenden Effekt auf das Herz: Testosteron beziehungsweise Östrogen, Melatonin und Oxytocin!

Sex und Herzerkrankung – geht das?

In der Praxis kommt oft die Frage auf, ob sexuelle Aktivität mit einer Herzerkrankung noch möglich ist.

Aus den bisherigen Ausführungen dürfte deutlich geworden sein, dass diese durchaus berechtigte Frage differenziert beantwortet werden muss. Körperkontakt, Küssen, Umarmen, sanftes Massieren und Schmusen sind in aller Regel sogar hilfreich – bis auf sehr wenige Ausnahmen. Warum? Weil dabei Oxytocin ausgeschüttet wird, was bekanntlich positive Effekte auf das Herz und die allgemeine Gesundheit hat. Nur in seltenen Fällen, etwa nach einer Herztransplantation und bei der Einnahme von Immunsuppressiva, kann aufgrund der erhöhten Infektanfälligkeit eine besondere Vorsicht nötig sein.

Und wie sieht es nun mit Sex und möglicherweise auch penetrativem Geschlechtsverkehr aus? Je nach Intensität kann sexuelle Aktivität einer moderaten sportlichen Betätigung gleichkommen. Eine eher entspannte Herangehensweise wäre in etwa mit dem Treppensteigen von zwei bis drei Stockwerken vergleichbar. Wenn Sie in der Lage sind, diese Anstrengung ohne Symptome wie Atemnot oder Brustschmerzen zu meistern, sollten Sie beim Sex auch keine Probleme haben. Im Zweifel hilft es, zwischendurch den Puls messen und mit dem Puls während sportlicher Aktivitäten zu vergleichen. Eine weitere Möglichkeit besteht darin, in der Arztpraxis ein Belastungs-EKG durchzuführen. So bekommen Sie unter ärztlicher Aufsicht ein gutes Gefühl für Ihre individuellen Belastungsgrenzen.

Vielleicht können weniger anstrengende Positionen helfen, das Herz nicht unnötig zu belasten. Es kann also sinnvoll sein, die weniger aktive Rolle während des Geschlechtsverkehrs einzunehmen, um eine Überanstrengung zu vermeiden.

Die Frage nach Sex mit einer Herzerkrankung ist in der kardiologischen Praxis gar nicht so selten. Zögern Sie also nicht, dies beim nächsten Besuch offen anzusprechen!

Vor vielen Jahren hatte ich selbst eine sehr umfangreiche Herzoperation aufgrund einer Herzklappenerkrankung. Aus eigener Erfahrung kann ich sagen, dass es – wie eigentlich immer im Leben – wichtig ist, im Gespräch zu bleiben und während der sexuellen Aktivität gut in sich hineinzuspüren, was möglich ist und was nicht.

Grundsätzlich bin ich überzeugt davon, dass körperliche Nähe, vom Umarmen bis zum Küssen und Sex, die Heilung des Herzens unterstützt. Liebe heilt!

Stellt sich nun die Frage:

Hat Liebe die Kraft, alte seelische Wunden zu heilen?

Alte Wunden – sei es seelischer oder körperliche Art – blockieren die Energiebahnen, auch die der sexuellen Energie. Um das besser zu verstehen, rufen wir uns kurz die wesentlichen Energiebahnen ins Gedächtnis: Sexuelle Energie fließt durch die Wirbelsäule von unten nach oben, also vom unteren Energiezentrum über das Herz bis hinauf zum dritten Auge, zur Zierbeldrüse.

Das Herz ist dabei das integrale Organ, das als Brücke zwischen dem unteren und oberen Energiezentrum fungiert. Es hält den Spannungsbogen zwischen den beiden Polen, wie ein Ort, an dem Himmel und Erde sich vereinen. Ich könnte auch sagen: Hier findet die „Hochzeit" zwischen den gegensätzlichen Kräften des Kosmos und der Erde statt.

Je mehr es Ihnen gelingt, diese Energieflüsse bewusst wahrzunehmen und aktiv zu lenken, desto deutlicher werden Sie erleben, wie das untere Energiezentrum mit Mutter Erde verbunden ist und das obere mit dem Kosmos – und wie sich diese beiden Energieströme im Herzen zur Hochzeit vereinen.

Wir sind Bürger zweier Welten: der Erde, oder besser besagt, von Mutter Erde, und des Uni-versums. Uni-versum – das eine, umfassende Sein.

Seelische Verletzungen stören oft diese Energieflüsse – und das Problem ist, dass solche Störungen oft tief verborgen und sehr subtil sein können. Sie können sogar transgenerational weitergegeben werden. Ein häufiges Beispiel in unserer Gesellschaft ist das Schicksal einer Mutter oder Großmutter, die im II. Weltkrieg etwa auf der Flucht Opfer von Vergewaltigungen wurde. Solche seelischen Traumata werden oft, meist unbewusst, an die nächste Generation weitergegeben, vor allem in der weiblichen Linie. Dann steht vielleicht Jahrzehnte später ein Mann ratlos da und fragt sich, warum das Liebesleben mit seiner Frau immer so mühsam ist. Ein anderes Beispiel: Kinder von Eltern, die sexuellen Missbrauch erlebt haben, tragen selbst ein höheres Risiko, Opfer ähnlicher Erlebnisse zu werden. In der Praxis habe ich leider schon mehrfach erfahren, wie erschütternd es ist, wenn Frauen – trotz großer Bewusstheit – nicht verhindern können, dass ihre eigenen Kinder ähnliche Erfahrungen machen.

Reinkarnation und Karma – der nächste Schritt

Um wirklich in tiefere Schichten und damit in eine tiefere Heilung vorzudringen, müssen wir bereit sein, einen weiteren, nicht ganz leichten Schritt auf unserer Erkenntnisreise zu machen.

Dabei steht uns nun „die dunkle Nacht der Seele" bevor – eine Phase des Durchschreitens innerer Schmerzen und Schatten. Das ist herausfordernd, ja, aber auch notwendig.

In unserer Zeit gibt es eine Tendenz, diesen Weg zu umgehen, direkt ins „Licht" eines spirituellen Bewusstseins zu springen. Der

Wunsch danach ist absolut verständlich, doch bleibt das Resultat dabei oft an der Oberfläche hängen: Friede, Freude, Eierkuchen. Auf die Dauer funktioniert das nicht. Auf dem Weg der geistigen und seelischen Entwicklung lässt sich „die dunkle Nacht der Seele" nicht einfach überspringen – Abkürzungen führen hier erfahrungsgemäß ins Leere.

Ich persönlich weiß, dass Reinkarnation Realität ist; für mich ist das längst keine bloße Hypothese mehr. Inzwischen habe ich konkrete Einblicke in einige meiner eigenen früheren Leben erhalten. Woher nehme ich mir die Freiheit, das so klar in den Raum zu stellen? Dafür gibt es mehrere Gründe: In verschiedenen Sitzungen einer Reinkarnationstherapie durfte ich tiefe Einblicke gewinnen. Diese Erlebnisse führten zu einem inneren Gefühl der Gewissheit, das mir mein aktuelles Handeln, meine Lebensaufgabe und auch schmerzhafte Erfahrungen – selbst Krankheiten – in einem neuen Sinnzusammenhang erschlossen haben. Hinzu kommen überraschende „Flashbacks" auf Reisen, über Jahrzehnte wiederkehrende Träume oder spontane Erlebnisse in tiefer Meditation und im Austausch mit anderen Menschen. So gehe ich etwa davon aus, dass ich in einem der Weltkriege involviert war, allerdings auf eine Weise, die mich nicht unmittelbare mit Arbeits- oder Konzentrationslagern in Kontakt brachte. Diese Themen berühren mich tief, lösen jedoch keine persönliche Betroffenheit aus – mein Bezugspunkt lag damals wohl an einer anderen Stelle.

Ich werde meine Einblicke an dieser Stelle nicht im Detail preisgeben, doch will ich jetzt – in aller Stille und mit der Bitte um respektvollen Umgang – ein wenig davon andeuten:

Ich kenne die unterdrückten Schuldgefühle eines Landsknechts, der durch zerstörte Dörfer reitet, den beißenden Geruch von Brand in der Luft und die verstörten Blicke der Kinder am Wegesrand, die verhungern werden.

Ich kenne das Lebensgefühl als junge, attraktive Frau, die auf Männer eine fast hypnotische Wirkung ausübt und gleichzeitig den Neid der anderen Frauen im Dorf spürt.

Ich kenne den unbändigen Stolz eines indigenen, testosterongesteuerten jungen Kriegers, der bei der Verteidigung seines Stammes viele spanische Eroberer getötet hat und sich mit aller Kraft dagegen wehrt, christianisiert und getauft zu werden.

Ich kenne die körperlichen und seelischen Schmerzen als stolze, schöne junge Frau, die sich wehrlos immer wieder einem Manne hingeben muss; die völlige Gefühlsverwirrung nach jedem Akt, wenn – trotz der schmerzhaften Taten gegen meinen Willen – die Liebe zu ihm keimt. Und ebenso das Gefühlschaos, das mit der daraus entstehenden Schwangerschaft und Mutterschaft verbunden ist.

Ich kenne das Leben in absoluter Stille und Einsamkeit Nordamerikas, als ein hagerer, durchtrainierter älterer Mann mit von der Sonne gegerbter Haut, der im Einklang mit der Natur lebt. Durch meine mentale Kraft lenke ich die Naturkräfte, sodass hunderte weiße Siedler in einem Treck elendig zugrunde gehen, ohne zu verstehen, was geschieht – und ohne jemanden zu sehen, da ich für sie unsichtbar bin.

Ich kenne den Schmerz als Frau, von keinem Menschen verstanden zu werden, außer von einer weisen alten Nachbarin, die mich in meiner Seele erkennt.

Ich kenne das stille Leben in einem katholischen Kloster, dem Streben nach Gott geweiht.

*Ich kenne die ekstatischen Freuden der seelischen und kör-
perlichen Liebe aus weiblicher Perspektive: das „Genommen
werden wollen", das „Sich-Verlieren in die Lust", das „brennende Verlangen, meinen Liebhaber ganz tief und noch tiefer in mir aufzunehmen".*

All das bin ich auch.

Kann ich jetzt noch im Vorwurf oder Groll sein? Kann ich jetzt
noch urteilen oder gar verurteilen?

Wie wir uns bereits im Gedicht von Rainer Maria Rilke mit dem
„Nebel der Inkarnationen" und der schrittweisen Auflösung
von aktiven und passiven Rollen auseinandergesetzt haben,
möchte ich diesen Gedanken wieder aufgreifen: Wenn ich
meine Erfahrungen – aber auch die anderer Menschen, mit
denen ich darüber gesprochen habe – ernst nehme, was
bleibt dann?

Die Erkenntnis, dass sich Täter- und Opferrollen ständig ab-
wechseln. Wir sind alle sowohl Täter als auch Opfer! Stellt sich
also die rhetorische, vielleicht auch aufrüttelnde Frage: Soll das
denn ewig so weitergehen? Wenn nein, was ist dann jetzt zu
tun?

- Anerkennen, was ist: Ja, all das geschieht auch jetzt, in
  diesem Moment, und als Erdenbürger bin ich ein Teil davon.
- Bin ich jetzt davor gefeit, die gleichen Unvollkommen-
  heiten zu wiederholen? Leider nein!
- Den seelischen und körperlichen Schmerz akzeptieren,
  ihn nicht wegdrängen.

- Im eigenen Herzen tiefe Demut, Mitgefühl und Liebe zuerst mir selbst und dann anderen Menschen gegenüber kultivieren und pflegen.
- Aus dieser Demut, dem Mitgefühl und der Liebe heraus zu einem tiefen Verzeihen kommen – mir selbst und den anderen gegenüber.
- Das brennende Verlangen, bedingungslose Liebe in mir suchen und zu finden.
- Die bedingungslose Liebe in mir, der Frieden in mir, ist die Voraussetzung für Frieden in der Welt.
- In dieser Liebe die Schmerzen aufzuweichen und dadurch ein echtes Verzeihen möglich machen.
- Jetzt kann mein aufgewühltes, erschöpftes Herz still werden.

Das alles ist so unendlich schmerzhaft, so unfassbar. An dieser Stelle wollen wir nicht die Frage nach dem Sinn dessen auf der Metaebene stellen – das wäre eine andere Geschichte, die es zu erzählen gäbe. Hier geht es darum, der schmerzenden Seele Ausdruck zu verleihen, und das vermag die Kunst auf eine unvergleichliche Weise. So schrieb Nelly Sachs im Rückblick auf den Zweiten Weltkrieg und den Nationalsozialismus folgendes Gedicht: (20)

Wir sind voller Seufzer, voller Blicke

Wir sind voller Lachen

Und zuweilen tragen wir eure Gesichter.

Wir sind euch nicht fern.

Wer weiß, wieviel von eurem Blute aufstieg

Und uns färbte?

Wer weiß, wieviel Tränen ihr durch unser Weinen

vergossen habt? Wieviel Sehnsucht uns formte?

Sterbespieler sind wir

Gewöhnen euch sanft an den Tod.

Ihr Ungeübten, die in den Nächten nichts lernen.

Viele Engel sind euch gegeben

Aber ihr seht sie nicht.

Lassen Sie dieses Gedicht einmal ein paar Tage auf sich wirken und beobachten Sie, was es in Ihrer Seele auslöst!

Der vietnamesische Mönch Thich Nhat Hanh hat in einem seiner tief berührenden Gedichte die Vielschichtigkeit unseres Seins in einmaliger Weise zusammengefasst:

Bitte nenne mich bei meinem wahren Namen

Sag nicht, dass ich morgen fortgehen werde –
selbst heute komme ich doch immer noch an.

Schau ganz tief: In jeder Sekunde komme ich an –
um eine Knospe an einem Frühlingszweig zu sein
um ein winziger Vogel mit noch zarten Flügeln zu sein,
um in meinem neuen Nest singen zu lernen,
um eine Raupe im Herzen einer Blume zu sein
um ein Juwel zu sein, der sich in einem Stein verbirgt.

Ich komme noch immer an, um zu lachen und zu
weinen,
mich zu fürchten und zu hoffen.
Der Rhythmus meines Herzens ist Geburt und Tod
von allem, was lebt.

Ich bin die Eintagsfliege,
die an der Wasseroberfläche des Flusses schlüpft.
Und ich bin der Vogel,
der sich herabstürzt, um sie zu verschlingen.

Ich bin der Frosch, der vergnügt
im klaren Wasser eines Teiches schwimmt.
Und ich bin die Ringelnatter,
die sich in der Stille vom Frosch ernährt.

Ich bin das Kind in Uganda, nur Haut und Knochen,
meine Beine so dünn wie Bambusstöcke.
Und ich bin der Waffenhändler,
der tödliche Waffen nach Uganda verkauft.

Ich bin das zwölfjährige Mädchen,
Flüchtling in einem kleinen Boot,
das sich ins Meer stürzt
nachdem es von einem Seepiraten vergewaltigt wurde.

Und ich bin der Pirat,
mein Herz noch nicht fähig,
zu sehen und zu lieben.

Ich bin ein Mitglied des Politbüros
mit reichlich Macht in meinen Händen.
Und ich bin der Mann, der meinem Volk
seine „Blutschuld" zu bezahlen hat
und langsam in einem Arbeitslager stirbt.

Meine Freude ist wie der Frühling, so warm,
dass sie Blumen auf der ganzen Erde erblühen lässt.
Mein Schmerz ist wie ein Tränenstrom,
so gewaltig, dass er die vier Meere füllt.

Bitte nenne mich bei meinen wahren Namen,
sodass ich all mein Weinen und Lachen gleichzeitig höre,
damit ich sehe, dass meine Freude
und mein Schmerz eins sind.

Bitte nenne mich bei meinen wahren Namen,
damit ich erwache,
sodass die Tür meines Herzens offenbleibt,
die Tür des Mitgefühls. (21)

Die ungeweinten Tränen des Herzens

Ein Spätsommertag. Vor ein paar Tagen hatte ich die Aufführungen mit meiner Laienschauspielgruppe – es war eine unglaublich erfüllende Erfahrung, und ich bin glücklich. Jetzt sitze ich hier am Ostseestrand, schaue über das stille Meer, in dem ich eben noch trotz der frischen Temperaturen geschwommen bin. Obwohl ich mir den Tag heute frei genommen habe, gab es am Vormittag dennoch einige herausfordernde Gespräche mit Menschen, die sich aktuell in einer heftigen Lebenskrise befinden und denen ich beistehe.

Es ist ein Punkt, über den ich immer wieder nachdenke: Freude und Leid können so nah beieinanderliegen.

Da fällt mir eine Anamnese ein, die viele Jahre zurückliegt. Der Patient erzählte mir, dass die Zeit des Zweiten Weltkriegs die glücklichste Zeit seines Lebens gewesen sei!

Wie bitte?

Nun, er lebte damals nicht bei seinen Eltern in Hamburg, sondern bei seinen Großeltern auf dem Land, im heutigen Mecklenburg-Vorpommern. Dort, fernab von den Schrecken des Krieges und der Brandbomben, erlebte er unbeschwerte Jahre inmitten der schönsten Natur.

So wird mir die große Spanne des Lebens erneut bewusst – und aus der Perspektive des erwachten Herzens erkenne ich: Das alles bin ich auch. „Sodass ich all mein Weinen und Lachen gleichzeitig höre, damit ich sehe, dass meine Freude und mein Schmerz eins sind".

Das ist die eine Seite.

Doch auf der anderen Seite bleibt die Frage: Muss das wirklich ewig so weitergehen – dieser endlose Zyklus aus Unterdrückung, Mord und Totschlag?

Nein, es liegt an uns, diesen karmischen Kreislauf zu durchbrechen. Der erste Schritt ist, anzuerkennen, dass ich das alles auch bin, – und dass ich dringend aufhören sollte zu urteilen und zu verurteilen. Thich Nhat Hanh beschreibt dies eindringlich in Bezug auf das zuvor zitierte Gedicht: „Wenn man so etwas erfährt, wird man zunächst zornig über den Piraten. Natürlich nimmt man Partei für das Mädchen. Sobald man tiefer schaut, sieht man es anders. Wenn man sich auf die Seite des Mädchens stellt, dann ist es einfach. Einfach ein Gewehr nehmen und den Piraten erschießen. Aber das können wir nicht tun. In einer Meditation sah ich, dass, wenn ich in dem Dorf des Piraten geboren und unter den gleichen Bedingungen wie er erzogen worden wäre, ich jetzt der Pirat wäre. Es ist sehr wahrscheinlich, dass ich ein Pirat geworden wäre."

Es ist die Fähigkeit des erwachten Herzens, beide Aspekte gleichzeitig zuzulassen: die des vergewaltigten Mädchens und die des Piraten.

Jeder von uns trägt seine ganz eigene, unendliche Geschichte in sich:

- Zunächst die eigene Biografie, die ja selbst schon viele unbekannte Kapitel enthält, gerade, wenn wir an die ersten Lebensjahre denken.
- Dann gibt es die Geschichte unserer Eltern, Großeltern und Ahnen, die ebenfalls Spuren in uns hinterlässt. Diese Erfahrungen sind in unserem Zellgedächtnis verankert – die Wissenschaft spricht hier von epigenetischer Vererbung.
- Und schließlich beeinflussen auch unsere eigenen vergangenen Wege aus früheren Inkarnationen, die oft unbewusst mitgestalten, wie wir unser Leben heute führen.

Da die Erinnerungen an frühere Leben vielleicht zunächst ungewohnt oder befremdlich wirken mögen, möchte ich darauf noch einmal kurz eingehen:

Wie geht es Ihnen, lieber Leser, liebe Leserin, mit dem sehr persönlichen Gedankengang rund um Reinkarnation und Karma?

Für viele wird der Gedanke an frühere Leben vermutlich erst einmal Ablehnung oder zumindest ein Kopfschütteln hervorrufen. Und das ist völlig legitim. An dieser Stelle möchte ich Ihnen verraten, wie ich selbst mit Themen umgehe, die mir zunächst fremd und vielleicht sogar abstrus erscheinen. Ein wesentliches Kriterium für mich lautet immer wieder: Ist der Gedanke, in diesem Falle also das Konzept der Verstrickungen über mehrere Inkarnationen hinweg, hilfreich, um den Alltag besser zu meistern? Falls diese Überlegungen für Sie neu sind und sich befremdlich anfühlen, lade ich Sie ein, in den kommenden Wochen und Monaten einfach Ihren Alltag zu beobachten und dabei zu prüfen, ob diese Gedanken für Sie hilfreich sein könnten.

Vielleicht werden Sie feststellen, dass manche Herausforderungen, Probleme oder Verstrickungen im Alltag plötzlich eine neue Bedeutung bekommen, wenn Sie den Gedanken an Reinkarnation und Karma zulassen.

Ich selbst gehe mit neuen Ideen immer pragmatisch um: Was sich kurz-, mittel- oder langfristig nicht praktisch bewährt oder mir keine hilfreichen Einsichten verschafft, bleibt zunächst beiseite. Manchmal erschließen sich bestimmte Zusammenhänge aber auch mit zunehmendem Alter. So manches habe ich in jüngeren Jahren vehement abgelehnt und später doch die tiefere Sinnhaftigkeit darin erkennen können. Deshalb lohnt es sich, ungewohnte Gedanken nicht sofort abzulehnen, sondern sie erst einmal gefühlsneutral im eigenen Gedankengebäude stehen zu lassen.

Dieses Nicht-Urteilen und schon gar kein Verurteilen, ist von so immenser Bedeutung – sei es im Umgang mit dem anderen Geschlecht, im Austausch mit jemandem, der eine andere Meinung vertritt, oder einfach im Alltag. An früherer Stelle habe ich schon über die unausweichlichen Widersprüche im Leben gesprochen. Und das ist gut so – es darf Widersprüche geben.

Wie viel mehr Frieden könnten wir in der Welt, in uns selbst, zwischen den Geschlechtern, in all unseren Beziehungen und sogar zwischen ganzen Völkern haben, wenn nur 10-20% der Menschen nach den Gedanken leben würden, die Thich Nhat Hanh in seinem Gedicht beschreibt?

Fangen wir also an, bei uns selbst Veränderungen anzustoßen. Dann ändert sich auch die Tendenz der Welt. Wir müssen nicht darauf warten, das andere tun, was wir uns wünschen – so sagte es sinngemäß auch Mahatma Ghandi.

Schon seit sehr vielen Jahren beschäftige ich mich täglich mit allen Fragen rund um eine umfassende Herzgesundheit – und das umfasst nicht nur die körperliche, sondern auch die seelische und spirituelle Ebene. Mein sehr starker Eindruck aus zahllosen Patientengesprächen ist eindeutig: Seelische und sogar karmischen Verletzungen sind oft unterschätzte Auslöser für Herzerkrankungen. Die Verkalkung der Herzkranzgefäße, also des herzeigenen Blutversorgungssystems, die so genannte Koronare Herzerkrankung – häufig die Ursache eines Herzinfarkts – ist nicht selten ein Ausdruck ungeweinter Tränen. Das widerspricht keineswegs den bekannten Überlegungen zur chronischen Entzündung der Gefäßwände und der daraus entstehenden Arteriosklerose.

Aber eine Frage beschäftigt mich seit langem, und darauf hat mir bisher kein Kardiologe eine überzeugende Antwort geben können: Warum haben so viele Menschen eine Arteriosklerose in den Herzkranzgefäßen, während die übrigen Gefäße im Körper nur geringfügig oder gar nicht betroffen sind? Wenn die

130

Arteriosklerose der Herzkranzgefäße allein durch chronische Entzündung der Gefäßwand verursacht würde, dann müsste man eigentlich von einer generalisierten Arteriosklerose im gesamten Gefäßsystem ausgehen. Schließlich sind die biochemischen Entzündungsparameter, die wir regelmäßig über eine Blutprobe in der Ellenbeuge messen, im gesamten Blutkreislauf nachweisbar. Warum also scheint das Herz der bevorzugte Ort für die Arteriosklerose zu sein?

Warum ist das so? Die Antwort auf diese Frage ist entscheidend für ein umfassendes Verständnis von Herzerkrankungen.

Zwar kann ich meine Überlegungen nicht im naturwissenschaftlichen Sinne beweisen, aber meine langjährige Berufserfahrung und mein meditativer Zugang zum Herzen lassen mich zu folgendem Schluss kommen: Der entscheidende Punkt ist, dass das Herz nicht nur ein physisches Organ ist, sondern tief mit unserer Seele und unserem Schicksal, unserem Karma, verbunden ist. Aus eigener meditativer Erfahrung weiß ich, dass die Erlebnisse des aktuellen Lebens, aber auch der Vergangenheit und sogar der Zukunft, in unserem Herzen wie Bilder gespeichert sind. In den vergangenen Jahren habe ich mich darüber mit anderen spirituell Suchenden und Herzbewusstseinspionieren ausgetauscht und alle haben dieses Erleben der inneren Bilder im spirituellen Herzen auf ihre Weise bestätigt.

An dieser Stelle möchte ich auf einige wichtige Zusammenhänge hinweisen, die ich bereits in meinem Buch *Gesundmacher Herz* aufgegriffen habe: Es gibt Bewusstseinsebenen, auf denen Raum und Zeit zunehmend an Bedeutung verlieren. Um es klar und deutlich zu formulieren: Raum und Zeit sind Konstrukte unseres irdischen Daseins! Mit zunehmender Erkenntnis wird das Illusionäre von Raum und Zeit spürbar. Hier stoßen wir auf einen interessanten Punkt, den ich bereits erwähnt habe– dass es nämlich immer wieder Widersprüche gibt, die sich nicht endgültig auflösen lassen. Natürlich verpasse ich den Zug, wenn ich eine Minute nach der Abfahrt am Bahnhof ankomme, und dennoch gilt der Satz über die Illusion von Raum und Zeit. Nils Bohr wird zu diesem Thema folgende Aussage zugeschrieben: „Das Gegenteil einer richtigen Aussage ist eine falsche Aussage. Aber das Gegenteil einer tiefen Wahrheit ist oft eine andere tiefe Wahrheit."

Wichtig ist für unser Thema, dass es tatsächlich möglich ist, mit dem Bewusstsein durch Raum und Zeit zu reisen – weil, so erstaunlich das klingt, alles parallel existiert. Das Organ, mit dem wir diese Bewusstseinsveränderung erreichen können, ist das spirituelle Herz. Dieses spirituelle Herz hat die Fähigkeit, verschiedene Raum- und Zeitlinien zu erfahren. Die wissenschaftliche Herleitung dazu finden Sie ausführlich in meinem ersten Buch. (22)

Eine sehr wichtige Zwischenbemerkung an dieser Stelle:

Wenn ich nachfolgend von der Christusbegegnung im eigenen Herzen spreche, bedeutet das nicht, dass Menschen, die diesen christlichen Kontext nicht teilen, davon ausgeschlossen sind! Nein, jeder Mensch, der auf dem Weg ist, sein Bewusstsein zu erweitern, kommt mit entsprechenden Wesenheiten in Kontakt – die Bezeichnungen mögen sich ändern, die Essenz bleibt jedoch dieselbe.

Ein kurzer, aber wesentlicher Hinweis dazu, da Begegnungen mit geistigen Wesenheiten, die unseren klassischen Sinnen verborgen bleiben, in der Gegenwart häufiger vorkommen. Viele Menschen fragen sich, ob diese geistigen Wesenheiten wohlgesonnen sind oder nicht. Hier hilft eine einfache Regel: Lichtvolle Wesen werden stets die Freiheit des Menschen respektieren! Überall dort, wo Unfreiheit vorherrscht, wirken unlichte Wesen. Für mich war dies ab 2020 ein entscheidender Hinweis darauf, dass auf der Erde eine sehr dunkle Agenda im Gange ist.

Kommen wir nach diesen vorbereitenden Gedanken zu einer Schilderung dieser Herzensebene: Das spirituelle Herz ist wie ein großer, kathedralenartiger Raum, den Sie mit Ihrem Bewusstsein durchschreiten können. Während Sie diesen Raum erkunden, richten Sie Ihr Bewusstsein auf die Wände dieses weiten, sakralen Ortes. Dann werden Sie Bilder sehen, vielleicht sogar Halbplastiken – Eindrücke, die von Ihren eigenen Taten und Erlebnissen Zeugnis ablegen. Es ist fast wie eine große Bibliothek Ihrer inneren Geschichte. Wenn Sie diesen Raum weiter durchwandern, kommen Sie zu einem weiteren Bereich, ein wenig abgetrennt, und hier können Sie einem großen, erhabenen Lichtwesen begegnen – das Wesen, das in unserer Kultur als Jesus Christus bekannt ist. Dieses Erlebnis, die Begegnung mit dem Christus im eigenen Herzen, hat der Mystiker Rumi (1207 – 1273) in so wunderbare Worte gefasst:

„Ich versuchte, ihn zu finden am Kreuz der Christen, aber er war nicht dort. Ich ging zu den Tempeln der Hindus und zu den alten Pagoden, aber ich konnte nirgendwo eine Spur von ihm finden. Ich suchte ihn in den Bergen und Tälern, aber weder in der Höhe noch in der Tiefe sah ich mich imstande, ihn zu finden. Ich ging zur Kaaba in Mekka, aber dort war er auch nicht. Ich befragte die Gelehrten und Philosophen, aber er war jenseits ihres Verstehens. Ich prüfte mein Herz, und dort verweilte er, als ich ihn sah. Er ist nirgends sonst zu finden."

Das ist zunächst eine rein geistige Ebene, doch diese spirituelle Dimension wirkt sich durchaus auch auf die körperliche Ebene aus. Genau hier liegt der Schlüssel zum Verständnis der geistig-karmischen Dimension von Herzerkrankungen. Viele – wenn auch nicht alle – Herzerkrankungen sind letztlich ungeweinte Tränen der Seele.

Noch einmal: Kann Liebe wirklich alte Wunden heilen?

An diesem Punkt entfaltet sich ein großes Panorama, vor dem sich jede Biografie und auch jede Liebesbeziehung abspielt. Kein anderes Wesen auf dieser Welt ist zu so großer Grausamkeit fähig, wie wir Menschen – doch wir haben die Wahl: Wir können uns auch für einen anderen Weg entscheiden. Das ist möglich, selbst nach unendlich großem Leid, wie es etwa Victor Frankl (23) oder Nelson Mandela (24) vorgelebt haben. Es gibt tatsächlich einen Weg, aus dem Opferleid herauszufinden. Ich werde versuchen, diesen Weg aufzuzeigen – verzeihen Sie mir bitte auch hier meine Unvollkommenheit.

Im ersten Schritt geht es um die Fürsorge für sich selbst. Dazu gebe ich gerne meinen Patienten folgendes Bild mit: Was lernen wir in der Fahrschule über das Verhalten bei einem Verkehrsunfall? Die erste Aufgabe besteht darin, die Unfallstelle zu sichern. Wenn die Feuerwehr kommt, stellt sie ebenfalls zuerst die Unfallstelle professionell sicher. Das ist wichtig, um zu verhindern, dass andere Fahrzeuge in den Unfall hineinfahren – und es schützt gleichzeitig die Retter. Die Frage ist also: Wie kann ich meine Selbstfürsorge steigern? Und an diesem Punkt geht immer etwas!

Hier möchte ich das Konzept der „Bewusstseinsstufen" nach Dr. David R. Hawkins vorstellen. (25) Er unterscheidet dabei zwischen niedrig und tief schwingende Emotionen wie Scham, Schuld und Trauer auf der einen Seite und hoch schwingenden Emotionen wie Liebe, Freude und Erleuchtung auf der anderen. Die tief schwingenden Emotionen rauben uns Kraft und halten uns klein, während die hoch schwingenden uns Energie geben und in unsere wahre Größe führen! Es lohnt sich, dieses Konzept genauer anzusehen.

Dieses Konzept bringt für unsere Überlegungen mindestens zwei wichtige Aspekte mit sich:

Es ist hilfreich, sich ganz deutlich vor Augen zu führen, dass Institutionen wie die katholische Kirche stark mit Emotionen wie Schuld und Scham arbeiten, etwa indem Sexualität als etwas Schambehaftetes dargestellt wird. Auch der Staat greift immer wieder auf Schuld, Scham und Angst zurück – denken wir nur an die Corona-Zeit mit all ihren Verleumdungen.

Das ist der allgemeine Aspekt. Doch das Konzept bietet auch für jeden Einzelnen eine wertvolle Hilfestellung, indem Sie sich immer wieder fragen: Auf welcher Stufe stehe ich gerade, und was kann ich tun, um eine Stufe höher zu kommen? Im Anhang finden Sie dazu eine kleine Hilfestellung: eine Tabelle über die verschiedenen Emotionen – als Anregung, wie Sie bereits heute mit kleinen Schritten anfangen können, zu üben.

Im zweiten Schritt geht es um unsere Beziehungen im Alltag – egal ob in der Partnerschaft oder am Arbeitsplatz. Überall leben wir in Beziehungen mit anderen Menschen. Der erste Ansatzpunkt zur Heilung unserer Beziehungen ist dabei das empathische Zuhören und ganz allgemein die Kunst des guten Gespräches. An dieser Stelle lohnt sich ein Blick in die passende Literatur, etwa Marshall Rosenbergs „*Gewaltfreie Kommunikation*" (26) oder die Klassiker von Schulz von Thun, „*Miteinander reden*" (Bände 1 bis 4). (27)

Natürlich gibt es in Beziehungen irgendwann auch den Punkt, an dem professionelle Unterstützung, etwa in Form einer Psychotherapie, notwendig ist. Oft bleibt die Psychotherapie allerdings auf die Ebene des Hier und Jetzt beschränkt. Doch auch hier bewegt sich einiges: Immer mehr Therapeuten berücksichtigen nicht nur transgenerative Aspekte, sondern beziehen auch Fragen früherer Inkarnationen als möglichen Einfluss mit ein. Wichtig ist bei jeder Therapieform – und besonders in der Psychotherapie –, dass Sie selbst spüren, ob diese Methode für Sie passt. Anders als beispielsweise in der Chirurgie ist hier die persönliche Beziehung zwischen Therapeuten und Klienten von entscheidender Bedeutung.

Im ersten Schritt ging es um die Begegnung mit mir selbst, um Selbstfürsorge. Danach kam die Achtsamkeit in den zwischenmenschlichen Begegnungen. Jetzt, im dritten Schritt, steht die reale Christuserfahrung im eigenen Herzbewusstsein im Mittelpunkt – das, was ich bereits einige Seiten zuvor angedeutet habe und nun weiter vertiefen möchte.

Für diese Christuserfahrung im eigenen Herzen ist keine kirchliche Anbindung nötig. Meine Haltung zu den Amtskirchen ist Ihnen inzwischen wahrscheinlich deutlich geworden.

Auf meinem persönlichen, mystischen Weg zur Christuserfahrung im Herzen brauche ich also keinen „Übersetzer" – sei es Pastor oder Priester.

Auf diesem Weg ist mir mit der Zeit der Satz der Meister Eckhart zugeschrieben wird „Gott ist in mir – ich bin in Gott" zu einer gelebten und erlebten Realität geworden, voller tiefer Bedeutung. Für mich selbst möchte ich diesen Satz einmal neu formulieren: Gott ist in meinem Herzen – ich bin in meinem Herzen in Gott.

Diese Begegnung mit Christus in meinem eigenen Herzen hat mir auch gezeigt, dass Christus der Herr über unser Karma ist – oder, anders gesagt, der Hüter unseres Karmas. Wenn wir uns an ihn wenden, bekommen wir genau die Unterstützung, die wir brauchen, um aus dem endlosen Kreislauf von Täter- und Opferrollen auszusteigen! Das Problem ist nur, dass uns seit 2.000 Jahren eine Geschichte erzählt wird, die uns von der Kirche abhängig macht, von Schuld, Scham und Angst – kurz, von der Sünde. Diese Geschichte glauben wir mittlerweile blind und folgen ihr kollektiv. So aber finden wir nicht in unsere eigene Schöpferkraft!

Dieses Thema weiter auszuführen, wäre wieder eine ganz eigene Geschichte. Bleiben wir also auf unserer Spur:

Die drei Stufen der sexuellen Vereinigung

Im Folgenden möchte ich Ihnen eine besondere Betrachtungsweise zur Sexualität anbieten. Spüren Sie beim Lesen einfach in sich hinein und prüfen Sie, ob das für Sie stimmig ist. Für diese Perspektive spielt es keine Rolle, welche Stellung Sie konkret wählen oder an welchem Ort Sie sich befinden – sei es eine der vielen Variationen der Missionarsstellung, Doggy, Reiten, im Stehen oder was auch immer.

Die nachfolgenden Schilderungen sind stark von den Ideen David Deidas inspiriert und regen Sie vielleicht dazu an, sich näher mit seinen Werken zu befassen. (28, 29)

Die erste Stufe körperlicher Liebe ist das, was wir alle kennen: Körperliche Reibung erzeugt Lust und Erregung und – hoffentlich – einen Orgasmus für beide. Die meisten Menschen bleiben auf dieser Ebene stehen. Dabei beginnt es danach erst, wirklich spannend zu werden!

Unendliche sinnliche Lust und Lebenskraft

Auf der nächsten Stufe sind sich beide Liebenden der Energieströme bewusst oder üben sich darin, diese bewusst wahrzunehmen. Dabei soll das Ganze natürlich locker und spielerisch bleiben. Sex darf stets verspielt sein und muss weder zu einem Hochleistungssport noch zu einem spirituellen Höhenflug mit Mindestanforderungen werden!

Auf dieser Ebene ist es die Aufgabe des Mannes, seine Partnerin mit seinem Bewusstsein und seiner Energie liebevoll ganz zu erfassen und zu durchdringen. Es geht nicht nur um die körperliche Berührung – oder noch besser gesagt – um einen Kuss zwischen Penis und Muttermund – sondern um eine seelisch geistige Durchdringung der ganzen Frau.

Wie können Sie als Mann spielerisch verschiedene „Techniken" einsetzen, um Energieblockaden bei sich selbst und Ihrer Partnerin zu lockern und zu lösen? Das mag zunächst herausfordernd und anspruchsvoll klingen, doch im Kern ist es vor allem eine Frage des Bewusstseins. Will ich das – oder will ich das nicht? Wenn Sie sich entscheiden, diese Aufgabe anzunehmen, dann gilt: Üben übt.

Mögliche Ansätze auf diesem Weg können folgende Anregungen sein: Männer sind oft stark auf die primären weiblichen Sexualorgane fokussiert – doch das greift in vielerlei Hinsicht zu kurz! Fast jede Frau, die ich etwas näher kenne, genießt es, am ganzen Körper berührt und liebkost zu werden, sei es durch zarte oder kräftige Berührungen, durch Küsse oder Massagen. Ein guter Liebhaber sensibel für die Energieströme – nicht nur für die eigenen, sondern vor allem für die seiner Partnerin! Je mehr Sie Ihre Sensibilität und Offenheit für diese Strömungen entwickeln, desto leichter wird es Ihnen fallen, mit Ihrer Liebespartnerin tiefen, erfüllenden Sex zu erleben und zu genießen.

Die das Liebesspiel führende Person muss nicht zwangsläufig der Mann sein – ebenso kann die Frau diese Rolle übernehmen. Voraussetzung für erfüllten Sex im Sinne dieses Buches ist stets ein tiefes, gegenseitiges Vertrauen und das Kultivieren einer bewussten Wahrnehmung der Energieströme.

Manchmal können sanfte oder auch intensivere, überraschenden Berührungen, wie etwa ein Klaps auf den Po, die Energieströme wieder in Fahrt Bewegung bringen. Auch das Spielen mit der Geschwindigkeit (30) kann die Dynamik bereichern: Zuerst eine Beschleunigung und dann die plötzliche, unvermittelte Pause. In diesem Moment des Stillstands entsteht ein besonderes Vakuum zwischen den Liebenden, das eine starke gegenseitige Anziehung entfalten kann – vor allem für die Partnerin.

Die Kunst des körperlichen Liebens erfordert jedoch ein feines Gespür für den richtigen Moment, damit sowohl der Klaps auf den Po als auch die Generalpause wirkungsvoll und stimmig sind. Denn beides kann nur dann die erwünschte Wirkung entfalten, wenn Timing und Intensität miteinander harmonieren.

Also spielen Sie mit Ihrer sexuellen Energie! Mein Motto dazu: No risk, no fun!

Seien Sie sich als Mann bewusst, dass Sie bei jedem tiefen Stoß, bei dem Sie den Muttermund Ihrer Geliebten massieren, direkt in ihrem Herzen sind. (31) Je mehr sich Ihre Geliebte Ihnen und sich selbst gegenüber öffnen kann, desto mehr kann in diesem intimen Kuss zwischen Penis und Muttermund der Schlüssel zu leidenschaftlichen, orkanartigen Orgasmen liegen. So kann sich die feminine Kraft Ihrer Partnerin ganz entfesseln!

Um diese tiefe Erfahrung gemeinsam erleben zu können, ist es für die Frau eine wunderbare, wenn auch herausfordernde Aufgabe, sich ihrem Geliebten in immer größerer Liebe hinzugeben. Diese Hingabe umfasst nicht nur den physischen Mann mit seinem Körper, sondern vielmehr auch die absolute Offenheit gegenüber der maskulinen Energie und – ebenso bedeutend – gegenüber der eigenen femininen Kraft. Darüber hinaus geht es auch um die Hingabe an die wilde, naturverbundene Energie des Weiblichen an sich. Je entspannter Sie als Frau werden und je mehr Sie sich in das Spiel von Anspannung und Entspannung, von dem tiefem „In sich hinein Saugen der maskulinen Präsenz" fallen lassen können, desto mehr Lebensenergie und Lebensfreude werden Sie freisetzen – ein Geschenk, das Sie sich und Ihrem Geliebten machen können.

Es handelt sich also tatsächlich um einen Tanz der körperlichen, sinnlichen und seelischen Liebe: Der Geliebte führt seine Partnerin mit seiner Präsenz und maskulinen Kraft, achtet ihre Grenzen und geht behutsam mit sich selbst und ihr um. Ein guter Liebhaber erspürt intuitiv die Möglichkeiten und Grenzen des Energieflusses im jeweiligen Moment. Die Geliebte lässt sich in diese Führung hineinfallen, in einen unendlichen Ozean der Hingabe und weiblichen Energie. Dafür braucht es den schützenden Raum, den männlichen Halt. Je mehr Vertrauen die Frau aufbauen kann, desto freier kann sie sich in diesen Ozean hineinfallen lassen. Dabei wird ein enormes Potenzial an Lebensenergie freigesetzt, die sie nun ihrem Geliebten, der Familie und der Umgebung schenken kann – eine Kraft, die sich aus der Rückverbindung mit der unendlichen Lebensenergie der Natur speist!

Ich will dieses gemeinsame Spiel in eine Metapher kleiden: Es ist wie das Erklimmen einer Leiter, in dem jedes Bein abwechselnd die nächste Stufe erklimmt. Mit jedem Schritt kommt der gesamte Körper ein Stück weiter nach oben, und der Ausblick wird immer weiter und klarer. So kann auch das Liebespaar, getragen von gegenseitigem Vertrauen und einer kraftvoll gelebten Liebe, Stufe für Stufe höher steigen. Die beiden Beine symbolisieren die beiden Geschlechter, und beide sind notwendig, um auf der Leiter voranzukommen – während der Rumpf die Vereinigung oder gar die Verschmelzung der beiden darstellt.

Das mag sich jetzt vielleicht ein wenig verrückt anhören, aber Kulturen, die nicht von religiösen und unterdrückenden Glaubenssystemen geprägt wurden, kennen diese Zusammenhänge gut. Leider haben es die großen Religionen der Welt über die Jahrhunderte hinweg geschafft, dieses Wissen und diese Geheimnisse nahezu auszuradieren.

Bisher haben wir diesen Gedanken nur auf die sexuelle Aktivität im engeren Sinne bezogen. Und das Bett – oder jeder andere Ort, an dem sie sexuell aktiv werden – ist eine wunderbare Gelegenheit, das zu üben, Erfahrungen zu sammeln und zusammen Freude, Spaß und Sinnlichkeit zu genießen.

Letztlich geht es darum, das Spiel zwischen männlichen und weiblichen Energien auch im Alltag bewusst zu leben und zu erleben. Hier schließt sich der Kreis zu meinen Ausführungen im vierten Teil, in dem ich die Frage stellte: Mann, was willst du? Ein Mann, der sich nicht selbst führen kann und sich den Herausforderungen des Lebens nicht stellt, wird auch seine Frau weder führen noch verführen können. Die Geliebte lässt sich gerne führen und verführen, wenn sie im Alltag die gesunde und geheilte maskuline Energie ihres Partners spüren und erleben kann. Das heißt jedoch nicht, dass der Mann nie scheitern darf – ganz im Gegenteil. Wer niemals im Leben scheitert, hat seine Komfortzone nie verlassen und führt allenfalls ein Leben im Klein-Klein. Dieser Mann hat sein Potenzial noch lange nicht ausgeschöpft! Um das eigene Leben aktiv in die Hand zu nehmen, braucht es die innere Motivation, jeden Moment zu lieben – liebe das Leben! Das bedeutet jedoch nicht, dass nicht mal ein Tag oder eine längere Phase völlig danebenlaufen darf. Natürlich werde ich ein solch hohes Niveau nicht permanent halten können, aber ich kann immer wieder neu beginnen. „Und jedem Anfang wohnt ein Zauber inne, der uns beschützt und der uns hilft, zu leben", schrieb Hermann Hesse. Wenn ich also wieder von vorne anfange, tröste ich mich damit, dass ich den Zauber des Anfangs erneut erleben darf!

Erst jenseits der Komfortzone beginnt das innere Wachstum – und das beinhaltet zwangsläufig auch das Scheitern. Thomas Edison, der Erfinder der Glühbirne, hat das treffend beschrieben: „Ich habe nicht versagt. Ich habe nur 10.000 Wege gefunden, die nicht funktionieren."

An dieser Stelle muss ich noch einen wichtigen Punkt klar und schnörkellos formulieren: Wenn Ihre Frau Ihre Bemühungen, die Komfortzone des Lebens zu verlassen, nicht wertschätzt oder sie gar ins Lächerliche zieht, dann trennen Sie sich von ihr – und zwar rasch! Eine solche Frau hat an Ihrer Seite nichts, aber auch gar nichts verloren. Warum? Weil sie keinen Respekt vor maskuliner Energie, vor dem Weg des Mannes hat und wahrscheinlich mit ihrer eigenen femininen Energie nicht im Reinen ist. Mit an Sicherheit grenzender Wahrscheinlichkeit wird auch der Sex mit einer solchen Frau nicht erfüllend sein.

An früherer Stelle habe ich die Männer gewarnt, was passiert, wenn sie sich nicht weiterentwickeln wollen. Das gilt, wie wir jetzt sehen, eben auch umgekehrt!

Aber auch hier bitte ich um gegenseitigen Respekt und Achtung: Was Entwicklung bedeutet, was das Verlassen der Komfortzone bedeutet, ist für Männer und Frauen oft grundverschieden! Deshalb ist es ratsam, im ersten Schritt das Gespräch zu suchen, und wenn nötig, professionelle Unterstützung hinzuzuziehen. Sollte aber alles nichts fruchten, bleibe ich dabei: Trennen Sie sich.

Körperliche Liebe – ein Weg zur göttlichen Vereinigung

Kann das bisher Gesagte noch übertroffen werden? Ja, und ich möchte den Versuch wagen, Ihnen davon zu erzählen. Es ist ein schwieriges Unterfangen und letztlich auch unmöglich, das Ganze in Worte zu fassen, denn solche Erfahrungen müssen erlebt und können nicht durch bloßes Studium erlangt werden.

Zunächst einmal: Ist es logisch, dass der Geschlechtsverkehr, der für die Fortpflanzung notwendig ist, als etwas Schlechtes gelten soll, wie es etwa die katholische Kirche lehrt? Ist es logisch, dass die körperliche Liebe zwischen zwei Menschen als Sünde angesehen werden soll? Vielleicht ist das Gegenteil viel wahrer.

Ist es denkbar, dass die Fortsetzung des im vorigen Kapitel beschriebenen zu einem tiefen geistigen Gotteserlebnis führen kann? Ich sage: Ja, das ist möglich! Letztlich werden durch die Liebe, auch durch die körperliche Liebe, die Pole von Mann und Frau wieder zusammengeführt, vereint. Diese Verschmelzung der Pole bedeutet jedoch nicht deren Auslöschung, sondern eine Vereinigung auf einer höheren Ebene. Gerade die erfüllte Sexualität braucht die kraftvollen, gegensätzlichen Pole von femininer und maskuliner Energie; sonst ist es eher ein Schmusen oder „Blümchensex". Das kann in bestimmten Momenten sehr passend sein, wird jedoch wahrscheinlich nicht die hier angesprochenen Bewusstseinstore öffnen.

Um das verständlicher zu machen, möchte ich die aramäischen Wörter „Tete malkuthach" näher betrachten. Das Wort

„Tete" umfasst die Bedeutung von „kommen" und auch „ein Verlangen nach etwas". „Malkuthach" verweist auf das Königsreich – oder genauso auf das Königinnenreich. Ein verwandtes aramäisches Wort, „malkatuh" ist zudem ein Name für die „große Mutter", was wir auch als Mutter Erde verstehen können.

Der Bedeutungsraum dieser Wörter, „Tete malkuthach", umfasst das sehnsüchtige Verlangen nach der Vereinigung männlicher und weiblicher Königskräfte – im übertragenen Sinne das Brautbett, also die sexuelle Vereinigung von Mann und Frau, die schöpferisch wirkt. Vielleicht fragen Sie sich jetzt, woher diese Worte stammen? Bewusst verrate ich es Ihnen hier nicht. Ich möchte Sie einladen, zunächst unvoreingenommen über die Bedeutung diese Worte nachzudenken, bevor Sie die Ihnen bekannte deutsche Übersetzung in den Fußnoten entdecken. (32)

Jenseits der rauschhaften, lebenskrafterzeugenden Sexualität eröffnet sich ein noch höherer, stiller Raum – der Raum der Vereinigung von Frau und Mann oder des Menschen mit dem Göttlichen in uns, ganz im Sinne der oben genannten Worte: „Gott ist in meinem Herzen – ich bin in meinem Herzen in Gott." Diese tiefe, hingebungsvolle Liebe eröffnet einen Raum, in dem wir das Göttliche im anderen Menschen erkennen und uns damit verbinden können. Und im Feuer dieser Liebe – letztlich die bedingungslose Christusliebe zu jedem Menschen – können alte Verletzungen transformiert und geheilt werden.

Es ist ein Raum aus unendlichem, meist weißem Licht. Die Liebenden scheinen wie in ein helles Licht eingetaucht, in einen unendlichen Raum, der erst nach dem Durchschreiten der rauschhaften Liebe erlebbar wird. Wobei – das sei der Vollständigkeit halber gesagt –sexuelle Aktivität dafür nicht zwingend notwendig ist.

Solch ein Erlebnis lässt sich nicht erzwingen, ebenso wenig wie sich unendliche Lust und Lebenskraft erzwingen lassen. Es ist immer ein Geschenk des Moments oder, anders gesagt, ein Gnadenerlebnis.

Doch wir können uns für diese Gnadenmomente öffnen, und auch dazu möchte dieses Buch beitragen. Der erste und wichtigste Schritt, um solchen Erlebnissen Raum zu geben, ist, sie überhaupt im Bewusstsein zu haben und darauf zu achten. Wie oft gehen wir an entscheidenden Momenten vorbei und erkennen nicht ihre tiefe, wahre Bedeutung!

Im Sinne dieses Buches gibt es also zwei Wege, die zum göttlichen Einheitsbewusstsein in uns führen können: Zum einen den rein meditative Weg, der unter anderem mit der Zirbeldrüse zusammenhängt – ein asketischer Weg, geprägt von Stille. Zum anderen gibt es den aktiven Weg, der sich in der Auseinandersetzung, im Streit und in der Versöhnung zeigt, in der gelebten körperlichen und seelischen Liebe und Hingabe, im Tanz der geschlechtlichen Identitäten.

Ein wichtiger Aspekt der unterschiedlichen Erlebnisebenen soll hier noch ergänzt werden: Bei der Erzeugung unendlicher Lust und Liebe vertieft sich die Atmung, was den Liquor, die Gehirnflüssigkeit, in Schwingungen versetzt und dabei die Zirbeldrüse ganz körperlich massiert – wie ich bereits erläutert habe. Feinstofflich betrachtet, schießen die Energieströme vom unteren Ende der Wirbelsäule schlangenartig wirbelnd nach oben zur Zirbeldrüse. (33) Die Herzenskräfte sind dabei unmittelbar präsent: Sie umfassen und integrieren diese aufsteigenden Energieströme und nehmen sowohl die lichtvollen kosmischen Kräfte des Universums über die Zirbeldrüse als auch die erdverbundenen Kräfte der Sexualorgane und ihre Verbindung zu Mutter Erde auf. Das Herz vereint diese gegensätzlichen Kräfte oder Energieströme in sich – es wird zur Bühne der großen Hochzeit.

Im Sinne dieses Buches führen die fortgeschrittenen Praktiken der gelebten körperlichen Liebe zur Aktivierung aller beschrieben Hormone: Sexualhormone, Oxytocin und Melatonin. Mit anderen Worten: Gute und in tiefer Hingabe gelebte Liebe erfasst immer den ganzen Menschen!

Was bleibt also?

In diesem Buch habe ich immer wieder anhand vieler Beispiele – insbesondere aus meiner Berufs- und Lebenserfahrung – berichtet, wie bereichernd es ist, als Mann von Frauen zu lernen und natürlich auch umgekehrt. Wir alle bringen aus unserer geschlechtlichen Identität heraus bestimmte Blickwinkel und Eigenarten mit, und das ist auch gut so! In der Paarbeziehung, die sowohl die gelebte körperliche als auch seelische Liebe umfasst, können und werden wir uns gegenseitig spiegeln. Genau darin liegt ein unendliches Potenzial für Wachstum!

Leben und lieben Sie den gesunden Tanz der Geschlechter. Vielleicht könnte unser Ziel als Mann sein, vollständig in unserer männlichen Energie anzukommen, uns ganz und gar als Mann zu fühlen – und zugleich die weiblichen Anteile unserer Seele zu erkennen, zu erleben und bewusst zu handhaben.

Vielleicht könnte unser Ziel als Frau sein, ganz in die weibliche, feminine Energie einzutauchen und zugleich die männlichen Aspekte in unserer Seele zu entdecken, zu erleben und ebenso bewusst zu integrieren.

Das würde bedeuten, dass wir sehr bewusst in jedem Moment das volle Potential unserer körperlichen, geschlechtlichen Identität leben – und gleichzeitig das volle Potential der gegengeschlechtlichen Anteile unserer Seele. So schöpfen wir unsere wahre Schaffenskraft, die uns von Mutter Erde geschenkt wird!

Ob mit oder ohne gelebte Sexualität: Wenn Sie in voller, bedingungsloser Liebe und Hingabe Ihre Verbindung zum Universum, zu Mutter Erde und zu Christus in Ihrem Herzen leben und pflegen, werden sie nach und nach mehr Autonomie, eine

tiefere Schöpferkraft und immer größere Freiheitsgrade erreichen.

Das wünsche ich uns allen, die diesen Wunsch teilen!

Zum Weiterlesen:

Melchizedek, Drunvalo, Aus der Tiefe des Herzens leben – Ver-
ständigung ohne Worte, Schöpfung jenseits der Polarität, Koha
April 2004

Melchizedek, Drunvalo; Mitel, Daniel, Lebe im Licht deines Herzens – Meditative Zugänge in den heiligen Raum, Amra Verlag
2018

Deida, David, Erleuchteter Sex – Ektase als spiritueller Weg,
Goldmann 2012

Deida, David, Sex als Gebet – Leitfaden für Frauen und Männer
zu ekstatischer Liebe und Leidenschaft, Kamphausen Media
2023

Von der Entstehungsgeschichte dieses Buches – ein Nachwort

Wir haben jetzt eine lange gemeinsame Reise vollendet. Im Verlauf der Ausführungen haben sich verschiedene Resonanzräume eröffnet, die uns neue Einblicke ermöglicht haben.

Resonanzräume entstehen, zum Beispiel bei einer Geige, durch eine gespannte Saite, die an zwei Enden unter Zug gehalten wird. Bricht ein Ende ab, ist der Ton augenblicklich verschwunden – genauso wie ein klangvoller Resonanzraum zwischen einem Paar nicht dauerhaft erhalten bleiben kann, wenn einer, aus welchen Gründen auch immer, aus der gesunden Spannung oder Polarität aussteigt.

So möchte ich abschließend auf verschiedene mögliche Resonanzräume aufmerksam machen, ohne Anspruch auf Vollständigkeit:
- Ein Resonanzraum zwischen dem Energiezentrum im Becken und der Zirbeldrüse. Außerdem gibt es die Resonanzräume zwischen Becken/Herz und Herz/Zirbeldrüse. Natürlich ließen sich noch viele weitere Resonanzräume nennen.
- Der Resonanzraum zwischen Mann und Frau.
- Der Resonanzraum zwischen dem göttlichen Bewusstsein und meinem irdischen Bewusstsein.
- Der Resonanzraum, der in der Liebe zwischen zwei Menschen entsteht, und in dem das Christusbewusstsein aufleuchten kann.

Sehr viele Menschen haben mich bei der Entstehung dieses Buches begleitet, unterstützt, korrigiert und kritisch hinterfragt. Oft wurde ich gefragt, wie ich auf diese Gedanken gekommen bin. Darauf möchte ich nun abschließend eingehen:

Da ist zum einen die Naturbeobachtung im Sinne einer goetheschen Weltanschauung zu nennen, wie sie Rudolf Steiner dargelegt hat. (34) Das Kapitel über die Hormone ist beispielsweise in weiten Teilen durch diese Methode entstanden, die ich vor über 25 Jahren intensiv am Ärzteseminar an der Filderklinik unter der Leitung von Dr. med. Armin Husemann erlernen durfte. Es ist weniger ein analytisches, rein reduktionistisches Studium naturwissenschaftlicher Sachverhalte, sondern ein Studium dessen, was sich durch die Phänomene an geistigen Wirksamkeiten ausdrückt bzw. offenbart.

Ein zweiter, noch bedeutenderer Zugang liegt in der inneren, meditativen Auseinandersetzung mit den Themen – über Jahre und Jahrzehnte hinweg. Diese Übung führt schließlich zu einer inneren Schau, einem Sehen mit dem „geistigen Auge", das die einzelnen Phänomene wie durch ein geistiges Band miteinander verbindet. Hilfreich ist es dabei, wenn grundsätzliche Erkenntnisse und Überlegungen bereits von großen Meisterinnen und Meistern niedergeschrieben wurden und als Grundlage dienen können. Für dieses Buch stütze ich mich vor allem auf die hermetischen Gesetze und Maria Magdalena via Tom Kenyon, sowie auf Rudolf Steiners weiterführende Gedanken und die aktuellen Einsichten eines Herzlehrers unserer Zeit, Thomas Young. Es sind geistige Giganten, auf deren Schultern ich meine eigene innere Schau entwickeln und abstützen konnte.

Beim Nachdenken darüber, wie ich die Inhalte dieses Buches entwickeln konnte, wird mir deutlich, wie sehr ich mich dabei an den hermetischen Gesetzen orientiert habe. Da der Zusammenhang zwischen diesen Gesetzen und den Inhalten des Buches für viele Menschen möglicherweise nicht auf Anhieb erkennbar ist, werde ich hier einige kurze Erläuterungen geben: (35)

Die hermetischen Gesetze beziehen sich auf verschiedene, nachfolgende Prinzipien:

1. „Das Prinzip der Geistigkeit. Das All ist Geist, das Universum ist geistig."

Alles gründet auf einem geistigen Prinzip, und die Materie folgt dem Geistigen.

Dieses Prinzip haben wir in diesem Buch anhand der Idee entfaltet, dass Hormone Ausdruck von Kraftfeldern geistiger Prinzipien sind – etwa von Mutter Erde oder Gaia und dem Uni-versum.

2. „Das Prinzip der Entsprechung. Wie oben, so unten; wie unten, so oben."

Indem ich die Phänomene im Kleinen studiere, verstehe ich die großen Zusammenhänge. Und umgekehrt – wenn ich die großen Zusammenhänge begreife, erschließen sich mir die kleinen Phänomene. In diesem Buch haben wir dieses Prinzip zum Beispiel durch den Gedanken veranschaulicht, dass sich die großen Kraftfelder des femininen und maskulinen Prinzips bis hin zu Ei und Samenzelle nachvollziehen lassen.

3. „Das Prinzip der Schwingung. Nichts ist in Ruhe, alles bewegt sich, alles ist in Schwingung."

Wir haben dieses Prinzip in diesem Buch etwa in der Überlegung aufgegriffen, dass Hormone in chronobiologischen Rhythmen schwingen. Ein weiteres ist der Liquor, der durch die Atmung und auch bei sexueller Aktivität in Schwingung versetzt wird und dadurch die Energiebahnen entlang der Wirbelsäule aktiviert.

4. „Das Prinzip der Polarität. Alles ist zweifach, alles hat zwei Pole, alles hat sein Paar von Gegensätzlichkeiten; gleich

und ungleich ist dasselbe; Gegensätze sind identisch in der Natur, nur verschieden im Grad; Extreme berühren sich; alle Wahrheiten sind nur halbe Wahrheiten; alle Widersprüche können miteinander in Einklang gebracht werden."

Dazu muss ich wohl nicht viel sagen: Mann und Frau verkörpern die beiden großen Pole schlechthin.

5.   „Das Prinzip des Rhythmus. Alles fließt aus und ein, alles hat seine Zeiten, alle Dinge steigen und fallen, das Schwingen des Pendels zeigt sich in allem; das Maß des Schwunges nach rechts ist das Maß des Schwunges nach links; Rhythmus kompensiert."

Während das dritte Prinzip die Schwingung in der Natur beschreibt, geht es hier um den Umgang des Menschen mit dem Auf und Ab des Lebens – und auch mit anderen Perspektiven, die vielleicht im Gegensatz zur eigenen stehen. In diesem Buch haben wir diesen Gedanken durch viele Geschichten veranschaulicht, in denen ich meine Verwunderung, ja und teilweise auch meine Bewunderung, über die feminine Sichtweise auf die Welt zum Ausdruck gebracht habe.

6.   „Das Prinzip von Ursache und Wirkung. Jede Ursache hat ihre Wirkung, jede Wirkung ihre Ursache, alles geschieht gesetzmäßig, Zufall ist nur der Name für ein unbekanntes Gesetz. Es gibt viele Ebenen der Ursächlichkeit, aber nichts entgeht dem Gesetz."

Indem ich lerne, mit diesem Prinzip umzugehen, tauche ich immer tiefer in die ursächlichen Zusammenhänge ein und lerne, sie bewusst zu handhaben. So bin ich nicht länger Spielball äußerer Einflüsse, sei es durch staatliche oder religiöse Autoritäten.

7. „Das Prinzip des Geschlechts. Geschlecht ist in allem, alles hat männliche und weibliche Prinzipien, Geschlecht offenbart sich auf allen Ebenen."

Nach den Ausführungen dieses Buches muss zu diesem siebten Prinzip nichts mehr gesagt werden – es spricht für sich.

Fazit: Wer sein Leben nach den Grundprinzipien der geistigen Welt ausrichtet, wie sie in den hermetischen Gesetzen niedergelegt wurden, kann sich so manchen Umweg im Leben ersparen!

Trotzdem bin ich mir meiner Unvollkommenheit absolut bewusst. Egal, ob ich den Weg des Studiums der Phänomene oder den der inneren Schau wähle – vor Irrtum bin ich bei beiden Wegen nicht gefeit. Deshalb ist der Austausch mit anderen Menschen, die sich ebenfalls mit solchen Inhalten auseinandersetzen, von entscheidender Bedeutung. Ich weiß, dass ich im Detail hier und da vielleicht nicht ganz richtig liege; das wird sicher so sein. Aus dem Austausch mit anderen weisen und wissenden Menschen der Gegenwart weiß ich jedoch, dass der Grundgedanke dieses Buches korrekt und langfristig hilfreich sein wird, auch wenn er gegenwärtig vielleicht noch nicht in seiner ganzen Tiefe und Konsequenz nachvollziehbar ist.

Fazit: Es ist an der Zeit für eine Neubewertung und einen neuen Ansatz im gesamten „Geschlechter-karma-drama". Möge dieses Buch dazu seinen Beitrag leisten!

Danksagungen

Dieses Buch wäre ohne die Unterstützung, ermutigenden Worte und das Feedback vieler Menschen nicht entstanden:

Ich danke von Herzen meiner geliebten Lebenspartnerin, von der ich täglich so viel lernen darf und mit der ich unzählige wunderbare Stunden erlebe. Sie hat geduldig die Entstehung dieses Buches begleitet, mich beraten und unterstützt – oft auch, indem sie auf meine Anwesenheit verzichtete.

Ein besonderer Dank geht auch an meine sehr geschätzte Exfrau und Praxispartnerin Anja Peters, die mir in vielen Gesprächen hilfreich und ermutigend zur Seite stand.

Ich danke Pater Johannes Schmuck für seine wohlwollende Begleitung und für seine kritischen Anmerkungen zu meinen Ausführungen über die katholische Kirche. Seine Kritik schätze ich sehr, auch wenn ich an dieser Stelle nicht näher darauf eingegangen bin.

Ich danke allen Kolleginnen und Kollegen, mit denen ich mich über diese Inhalte seit Jahren konstruktiv austauschen kann. Besonders will ich an dieser Stelle meine kardiologischen Kollegen und Freunde Kai Ruffmann und Johannes Hagen nennen, von denen ich so viel lernen darf.

Ich danke meinen langjährigen (männlichen) Freunden, mit denen ich mich immer wieder respektvoll und fragend über das große Rätsel „Frau" austauschen kann.

Schlussendlich gilt mein Dank den vielen Patientinnen und Patienten, die mit ihren Fragen vor mir sitzen und mich stets herausfordern, noch tiefer in die einzelnen Themen einzutauchen. Sie bereichern meine Arbeit und eröffnen mir immer wieder neue Perspektiven, für die ich sehr dankbar bin.

Ich danke den zahlreichen Menschen, die meine meditativen Seminare besuchen, aktiv mitarbeiten und mich jedes Mal aufs Neue inspirieren und voranbringen.

Reinhard Friedl steht mir immer wieder als Gesprächspartner zur Seite, wenn es um die tiefen Fragen zum Sinn des Lebens und das Herz geht; ihm gilt mein Dank für sein anerkennendes Geleitwort.

Mein herzlicher Dank gilt auch dem Team meiner Online-Akademie, Andrea Heckmann und Nicole Büsching, für ihr stets offenes Ohr und ihre vielseitige Unterstützung bei der Entstehung und Vermarktung dieses Buches.

Ein besonderer Dank geht an die wunderbare Künstlerin Jeannine Platz, die das Covermotiv gestaltet hat. Es war tatsächlich der erste Entwurf, und er fand sofort einhellige Zustimmung. Ja, das zeichnet die ganz großen Künstler aus – ein Griff zum Zeichengriffel, und es sitzt. Herzlichen Dank, liebe Jeannine!

Ein herzlicher Dank geht auch an Sarina Leonhard, die als Lektorin einfühlsam und präzise meine manchmal etwas grobe und ungeschickte Sprache liebevoll auf ein grammatikalisch und stilistisch sehr hohes, dem Inhalt angemesseneres Niveau gehoben hat. Herzlichen Dank für deine Geduld mit mir, liebe Sarina!

Markus Peters im November 2024

Anhänge

Anhang 1: Kasuistiken

Die nachfolgend dargestellten Kasuistiken sollen die grundsätzlichen verschiedenen Muster beim Thema Erektionsstörungen aufzeigen. Sie sind absichtlich kurz, um die wesentlichen Aspekte der jeweiligen Befundkonstellation aufzuzeigen. Von daher habe ich nicht relevante Nebenbefunde weggelassen.

Die Patienten werden bei uns fast immer kardiologisch gründlich untersucht, incl. dem modernen KI-gestützten Vektor-EKG (Cardisiographie®), als auch mit der Acarix CADScor®System untersucht, um ein höchstmögliches Maß an Sicherheit bezüglich des Risikos einer koronaren Herzerkrankung bieten zu können. Diese Befunde werden nachfolgend nicht mit aufgeführt.

1. Fall: Erektionsstörung ohne hormonelle Komponente:

Patient Mitte 50 stellt sich u. a. in der Praxis vor mit der Frage, ob nicht doch auch ein Testosteronmangel neben den urologisch-anatomisch bedingten Erektionsstörungen vorliegen könnte.

Kardiale Untersuchung regelrecht.

Labor:

Kleines Blutbild	regelrecht
PSA	regelrecht
Testosteron	regelrecht
Östradiol	regelrecht
Progesteron	regelrecht
LH	regelrecht

Interpretation:

Aktuell kein zusätzlicher Testosteronmangel als Ursache für die Erektionsstörungen nachweisbar.

2. Fall: Klassischer Testosteronmangel:

Patient ist Anfang 70, steht noch voll im Leben, weiter handwerklich berufstätig. Allerdings beklagt er eine zunehmende Müdigkeit und Unlust für den Alltag, er hat nicht mehr die Kraft sich Durchzusetzen. Tägliche Bewegung wird durchgeführt, es besteht kein Übergewicht.

Er beklagt deutliche Erektionsstörungen, die seit vielen Jahren bestehen. Es ist eine koronare Herzerkrankung bekannt, deshalb befindet er sich bei uns in der Therapie mit Herzhose und Oxyvenierung. Prostata regelrecht.

Labor:

Kleines Blutbild	regelrecht
PSA	regelrecht
Testosteron	deutlich zu niedrig
Östradiol	regelrecht
Progesteron	regelrecht
LH	regelrecht

Im übrigen Labor kein weiterer Hinweis auf ein relevantes mitochondriales Problem

Interpretation:

Klassischer Testosteronmangel.

Indikation und dann Durchführung einer Therapie mit bioidentischem Testosteron als Creme, morgens angewendet.

3. Fall: Koronare Herzerkrankung ohne Testosteronmangel:

Patient Anfang 50, primäre Vorstellung in der Praxis mit der Bitte um einen Ausschluss einer Herzerkrankung. Allerdings ist die Cardisiographie®, als auch die Untersuchung mittels Acarix CADScor®System auffällig, so dass eine weitere kardiologische Abklärung erfolgt. Hier zeigt sich dann eine beginnende koronare Herzerkrankung.

Deutliche erektile Probleme, deshalb bestimmen wir dann im Labor auch die Hormone. Großer beruflicher Stress. Bluthochdruck, geringes Übergewicht.

Labor:

Kleines Blutbild	regelrecht
PSA	regelrecht
Testosteron	regelrecht
Östradiol	regelrecht
Progesteron	regelrecht
LH	regelrecht

In der Messung der Herzratenvariabilität zeigt sich eine deutlich zu hohe Aktivität des Sympathikus, umgangssprachlich Stress genannt.

Interpretation: Die Erektionsprobleme sind auf beruflichen Stress zurückzuführen, ein Hinweis auf eine Ursache im Sinne eines Ungleichgewichtes der Hormone liegt nicht vor.

Therapie:

Stressreduktion z. B. mit dem HeartMath® Programm

Nach Möglichkeit mehr Bewegung in den Alltag einbauen (Kardiosport) aber auch mit einem gewissen Anteil an Kraftsport.

Low-Carb Kost.

Langfristige supervisorische Begleitung bei der Veränderung des Lebensstils.

Reduktion der kardialen Risikofaktoren, ferner Herzhose und Oxyvenierung um die Durchblutung zu verbessern.

Regelmäßige kardiologischen und hormonelle Kontrollen.

Wenn sich in dieser Situation zukünftig auch noch ein Testosteronmangel einstellt, wird es für die Herzgesundheit noch problematischer.

4. Fall: Testosteronmangel bei zu hohem Östrogenspiegel mit koronarer Herzerkrankung:

Seit einigen Jahren Erektionsprobleme, mäßiges Übergewicht, sehr viel beruflicher Stress bei überwiegend sitzender Tätigkeit, insgesamt deutlich zu wenig Bewegung. Es besteht eine schlechte Schlafqualität.

Bluthochdruck, beginnende koronare Herzerkrankung, welche im CT nachgewiesen wurde.

Labor:

Kleines Blutbild	regelrecht
PSA	regelrecht
Testosteron	zu niedrig
Östradiol	zu hoch
Progesteron	nicht nachweisbar
LH	regelrecht

Interpretation: durch das Übergewicht ist das Östradiol deutlich zu hoch, die Umwandlung von Testosteron in Östradiol wird nicht gehemmt, da Progesteron nicht mehr nachweisbar ist.

Therapie:

Stressreduktion z. B. mit dem HeartMath® Programm.

Nach Möglichkeit mehr Bewegung in den Alltag einbauen (Kardiosport).

Muskelaufbau durch Krafttraining!

Low-Carb Kost.

Langfristige supervisorische Begleitung bei der Veränderung des Lebensstils.

Regelmäßige kardiologische und hormonelle Kontrollen.

Abendliche Gabe von Progesteron.

Kontrolle nach 4 Monaten:

Der Schlaf ist etwas besser geworden, die Erektionsstörungen bestehen unvermittelt weiter fort.

Erklärung: die abendliche Gabe von Progesteron unterstützt tendenziell den Schlaf. Die Erektionsstörungen sind selbstverständlich noch nicht besser geworden, da der Testosteronspiegel bis jetzt noch nicht behandelt wurde und deshalb weiterhin zu niedrig ist.

Labor:

Kleines Blutbild	regelrecht
PSA	regelrecht
Testosteron	zu niedrig
Östradiol	hoch normal
Progesteron	normal
LH	regelrecht

Interpretation: durch die abendliche Gabe von Progesteron ist dieses Hormon jetzt normal und das Östradiol geht minimal zurück.

Fortsetzung der oben genannten Therapie:

Stressreduktion z. B. mit dem HeartMath® Programm.

Nach Möglichkeit mehr Bewegung in den Alltag einbauen (Kardiosport).

Muskelaufbau durch Krafttraining!

Low-Carb Kost.

Langfristige supervisorische Begleitung bei der Veränderung des Lebensstils.

Weiterhin regelmäßige kardiologische und hormonelle Kontrollen.

Abendliche Gabe von Progesteron in reduzierter Dosis, morgendliche Gabe von bioidentischer Testosteroncreme.

Anhang 2: Medikamente, die eine erektile Dysfunktion auslösen können:

Verschiedene Medikamente können die Erektionsfähigkeit beeinträchtigen, da sie in die sexuelle Funktion eingreifen. Nachfolgend eine Übersicht über einige der häufigsten Medikamentengruppen, die Erektionsstörungen verursachen können:

1. Blutdrucksenkende Medikamente (Antihypertensiva)
   - Betablocker (z. B. Metoprolol, Bisoprolol): Diese Medikamente senken die Herzfrequenz und den Blutdruck, was die Durchblutung beeinträchtigen und die Erektionsfähigkeit verringern kann. Zusätzlich können sie allgemein seelisch dämpfend wirken und damit auch die Libido senken.
   - Diuretika (z. B. Hydrochlorothiazid, Furosemid): Entwässerungsmittel können das Blutvolumen reduzieren, was zu einer verminderten Durchblutung des Penis führen kann.
   - ACE-Hemmer (z. B. Ramipril, Enalapril) und Angiotensin-II-Rezeptorblocker (z. B. Losartan, Valsartan): Diese Medikamente verursachen seltener Erektionsstörungen, können jedoch bei manchen Männern dennoch eine Wirkung auf die sexuelle Funktion haben.

2. Antidepressiva
   - Selektive Serotonin-Wiederaufnahmehemmer (SSRIs) (z. B. Fluoxetin, Sertralin): Diese häufig zur Behandlung von Depressionen eingesetzten Medikamente können eine verminderte Libido und Erektionsstörungen verursachen.
   - Trizyklische Antidepressiva (z. B. Amitriptylin, Clomipramin): Auch diese Medikamente für die mögliche Auslösung sexueller Dysfunktionen bekannt.

- MAO-Hemmer (z. B. Moclobemid): Weniger häufig verschrieben, aber ebenfalls dafür bekannt, die sexuelle Funktion beeinträchtigen zu können.

3. Antipsychotika
- Haloperidol, Risperidon, Olanzapin: Diese Medikamente, die zur Behandlung psychischer Erkrankungen wie Schizophrenie und bipolarer Störung eingesetzt werden, können Erektionsstörungen hervorrufen. Sie wirken auf die Dopaminrezeptoren im Gehirn, die eine Rolle in der sexuellen Erregung spielen, und können dadurch die Erektionsfähigkeit beeinträchtigen.

4. Hormone und hormonbeeinflussende Medikamente
- 5-Alpha-Reduktase-Hemmer (z. B. Finasterid, Dutasterid): Diese Medikamente, die zur Behandlung von Haarausfall und einer vergrößerten Prostata eingesetzt werden, können Erektionsstörungen verursachen, da sie die Umwandlung von Testosteron in seine aktive Form Dihydrotestosteron (DHT) blockieren.
- GnRH-Agonisten (z. B. Leuprorelin): Verwendet zur Behandlung von Prostatakrebs, hemmen die Medikamente die Produktion von Sexualhormonen, was zu erektiler Dysfunktion führen kann.

5. Beruhigungsmittel und Schlafmittel
- Benzodiazepine (z. B. Diazepam, Lorazepam): Diese Medikamente beruhigen das zentrale Nervensystem und können dabei Libido und Erektionsfähigkeit beeinträchtigen.
- Schlaftabletten (z. B. Zolpidem): Diese können die sexuelle Erregung und Funktion verringern.

6. Opioide (Schmerzmittel)
- Morphin, Oxycodon, Fentanyl: Diese starken Schmerz-mittel können den Testosteronspiegel senken und so Erektionsprobleme verursachen, insbesondere bei län-gerer Anwendung.

7. Antiepileptika
- Phenytoin, Carbamazepin, Valproinsäure: Diese Medi-kamente, die zur Behandlung von Epilepsie und Krampf-anfällen eingesetzt werden, können die Erektionsfähig-keit beeinträchtigen, da sie auf das Nervensystem wir-ken.

8. Antihistaminika (Allergiemittel)
- Diphenhydramin, Cetirizin: Einige Antihistaminika, die häufig bei Allergien und Erkältungen verwendet wer-den, können vorübergehend die sexuelle Erregung und Funktion beeinträchtigen.

9. Krebsmedikamente (Chemotherapeutika)
- Bestimmte Krebsmedikamente können die Hormonspie-gel beeinflussen oder das Nervensystem beeinflussen und dadurch Erektionsstörungen verursachen.

10. Alkohol und Drogen
- Obwohl sie keine Medikamente sind, können Alkohol und Drogen wie Kokain, Cannabis und Heroin ebenfalls die Erektionsfähigkeit beeinträchtigen – insbesondere bei regelmäßigem oder chronischem Konsum.

Was tun bei Erektionsstörungen durch Medikamente?

Tritt eine Erektionsstörung als Nebenwirkung eines Medikaments auf, ist es wichtig, das Gespräch mit einem Arzt zu suchen. Häufig gibt es alternative Medikamente oder Möglichkeiten zur Anpassung der Dosierung, die helfen können, das Problem zu lindern. Wichtig ist jedoch, Medikamente niemals ohne ärztlichen Rat abzusetzen oder zu wechseln.

Anhang 3: Die Emotionen nach David R. Hawkins

Erleuchtung

Frieden

Freude

Liebe

Vernunft   Füllebewusstsein/Schöpfermodus

Akzeptanz

Bereitschaft

Neutralität

Mut

Stolz

Zorn

Begierde

Angst

Trauer   Mangel und Trennung - Überlebensmodus

Apathie

Schuld

Scham

Fußnoten:

1   Samarghandian, Saeed et al. Estrogen and stem cell-mediated cardiac regeneration: An overview of current research, Journal of Cellular Physiology, 2017

2   Johansson, K et al. Testosterone and Its Effects on Cardiovascular Stem Cell Function: A Review", Journal of Endocrinology and Metabolism, 2016

3   Klotz, Thomas, Erektile Dysfunktion – Ein Leitfaden für die Praxis, Uni-Med Verlag Bremen 2005

4   Z. B.: Möller, Michael Lukas, Die Wahrheit beginnt zu zweit, Das Paar im Gespräch, Rowohlt 1996

5   EAU-Leitlinie Männlicher Hypogonadismus 2019, Dohle GR, Arver S, Bettocchi C, Jones TH, Kliesch S, J. Reproduktionsmed. Endokrinol 2020; 17 (2), 66-85 https://www.kup.at/kup/pdf/14643.pdf, letzter Aufruf am

6   Niemann, Peter, Power Hormon Testosteron, Warum es für den Mann so wichtig ist und wie man es natürlich steigern kann für mehr Gesundheit, Fitness und Ausdauer, Goldmann 2022

7   https://herzhose.de

8   https://www.oxyven.de

9   https://creatinghealth.de/mitovit-im-ueberblick-2/

10 Nbuhirabandi Frederic et. al., Melatonin in Heart Failure: A Promising Therapeutic Strategy? Molecules 2018 Juli; 23(7): 1819

11 Fauteck, Jan-Dirk, Melatonin – das Geheimnis eines wunderbaren Hormons, Christian Brandstätter Verlag 2017, Eine Neuauflage ist für November 2024 angekündigt.

12 Das Schlafapnoesyndrom geht mit einem erhöhten Risiko für Bluthochdruck und weiteren Herz- Kreislauferkrankungen einher. Das hörbare Symptom ist für andere Menschen sehr oft Schnarchen. Das ist ein wichtiges Thema, aber nicht Gegenstand dieses Buches!

13 Laugsand, L. E., et. al. Insomnia and the Risk of Cardiovascular Disease: A Meta-Analysis of Cohort Studies, Journal: European Heart Journal, 2011

14 Eine gute Übersicht, incl. Literaturverzeichnis findet sich hier: https://www.biovis.eu/wp-content/uploads/biovis_Tryptophanstoffwechsel_DE.pdf

15 Die Reise des Odysseus, beschrieben in Homers "Odyssee", erzählt von den Abenteuern des Königs von Ithaka auf seiner Heimkehr nach dem Trojanischen Krieg. Odysseus' Rückreise dauert zehn Jahre und ist voller Hindernisse. Er begegnet Gefahren wie dem menschenfressenden Zyklopen Polyphem, wird von der Zauberin Kirke festgehalten und gerät in die Fänge der Sirenen, deren Gesang Seefahrer ins Verderben führt. Er verbringt mehrere Jahre auf der Insel der Nymphe Kalypso, bevor die Götter ihm die Rückkehr gestatten. Unterstützt von der Göttin Athene, erreicht er schließlich Ithaka, wo er seine Frau Penelope und seinen Sohn Telemach verteidigen muss, indem er eine Gruppe von Freiern besiegt, die seine Abwesenheit ausgenutzt haben.

16 Deida, David, Der Weg des wahren Mannes, Ein Leitfaden für Meisterschaft in Beziehungen, Beruf und Sexualität, Goldmann 2024, Seite 182 ff.

17 Das Wasser rauscht', das Wasser schwoll,

Ein Fischer saß daran,

Sah nach dem Angel ruhevoll,

Kühl bis ans Herz hinan.

Und wie er sitzt und wie er lauscht,
Teilt sich die Flut empor:
Aus dem bewegten Wasser rauscht
Ein feuchtes Weib hervor.

Sie sang zu ihm, sie sprach zu ihm:
»Was lockst du meine Brut
Mit Menschenwitz und Menschenlist
Hinauf in Todesglut?
Ach wüßtest du, wie's Fischlein ist
So wohlig auf dem Grund,
Du stiegst herunter, wie du bist,
Und würdest erst gesund.

Labt sich die liebe Sonne nicht,
Der Mond sich nicht im Meer?
Kehrt wellenatmend ihr Gesicht
Nicht doppelt schöner her?
Lockt dich der tiefe Himmel nicht,
Das feuchtverklärte Blau?
Lockt dich dein eigen Angesicht
Nicht her in ew'gen Tau?«

Das Wasser rauscht', das Wasser schwoll,
Netzt' ihm den nackten Fuß;

Sein Herz wuchs ihm so sehnsuchtsvoll

Wie bei der Liebsten Gruß.

Sie sprach zu ihm, sie sang zu ihm;

Da war's um ihn geschehn;

Halb zog sie ihn, halb sank er hin

Und ward nicht mehr gesehn.

18 Friedl, Reinhard, Blut der Fluss des Lebens, Wie Körper und Geist, Wirtschaft und Kultur mit unserem roten Organ verwoben sind, Goldmann 2023

19 Gutkowska, J. et. al., Oxytocin and the cardiovascular system: Old hormone, new perspectives, Journal of Physiology and Pharmacology, 2012

20 Sachs, Nelly, In den Wohnungen des Todes, Gebundene Ausgabe – 1. Januar 1947

21 Thich Nhat Hanh erzählt die Geschichte des Gedichts: Nach dem Vietnamkrieg schrieben uns viele Menschen nach Plum Village.

Wir erhielten jede Woche hunderte Briefe aus den Flüchtlingslagern in Singapur, Malaysia, Indonesien, Thailand und den Philippinen, Hunderte jede Woche. Es tat sehr weh, sie zu lesen, aber wir mussten in Kontakt bleiben. Wir taten unser Möglichstes, um zu helfen, aber das Leid war unermesslich und manchmal verloren wir den Mut. Es heißt, dass die Hälfte der Bootsflüchtlinge aus Vietnam im Meer ertrank und nur die Hälfte die Küsten Südostasiens erreichte. Viele junge Mädchen, Bootsflüchtlinge, wurden von Seepiraten vergewaltigt.

Obwohl die UN und viele Staaten Thailand zu helfen versuchten, diese Piraterie zu verhindern, wurden die

Flüchtlinge weiterhin von Piraten gequält. Eines Tages erhielten wir einen Brief, der uns von einem jungen Mädchen auf einem kleinen Boot berichtete, das von einem Thai Piraten vergewaltigt worden war. Sie war erst zwölf, und sie sprang ins Meer und ertränkte sich selbst.

Wenn man so etwas erfährt, wird man zunächst zornig über den Piraten. Natürlich nimmt man Partei für das Mädchen. Sobald man tiefer schaut, sieht man es anders. Wenn man sich auf die Seite des Mädchens stellt, dann ist es einfach. Einfach ein Gewehr nehmen und den Piraten erschießen. Aber das können wir nicht tun. In einer Meditation sah ich, dass, wenn ich in dem Dorf des Piraten geboren und unter den gleichen Bedingungen wie er erzogen worden wäre, ich jetzt der Pirat wäre. Es ist sehr wahrscheinlich, dass ich ein Pirat geworden wäre.

Ich kann mich selbst nicht so einfach verurteilen. In meiner Meditation sah ich, dass viele Babys am Golf von Siam geboren werden, Hunderte jeden Tag, und wenn wir Erzieher, Sozialarbeiter, Politiker und andere an dieser Situation nichts ändern, werden in fünfundzwanzig Jahren eine Anzahl von ihnen Seepiraten werden. Das ist sicher. Wenn Sie oder ich heute in diesen Fischerdörfern geboren würden, könnten wir in fünfundzwanzig Jahren leicht Seepiraten werden. Wer ein Gewehr nimmt und den Piraten erschießt, der erschießt uns alle, weil wir alle in einem gewissen Maß für diesen Zustand verantwortlich sind.

Nach einer langen Meditation schrieb ich dieses Gedicht. Darin geht es um drei Personen: das zwölfjährige Mädchen, den Piraten und um mich. Können wir uns gegenseitig ansehen und uns selbst im anderen erkennen? Der Titel des Gedichts lautet: „Bitte nenne mich bei meinen wahren Namen", weil ich so viele Namen habe.

Wenn ich einen von diesen Namen höre, muss ich mit Ja antworten.

Zitiert nach: https://www.deutschelyrik.de/bitte-nenne-mich-bei-meinen-wahren-na-men.html#:~:text=Thich%20Nhat%20Hanh%20er-zählt%20die,den%20Philippinen%2C%20Hun-derte%20jede%20Woche.

22 Peters, Markus, Gesundmacher Herz, Wie es uns steuert, verbindet und heilt. Der geniale Impulsgeber für Körper und Seele, VAK Verlag 2013

23 Frankl, Victor E. ... trotzdem ja zum Leben sagen – Ein Psychologe erlebt das Konzentrationslager, Penguin Verlag München 2018

24 Bierling, Stephan, Mandela, Rebell, Häftling, Präsident, Beck 2018

25 Hawkins, David R, Loslassen – der Pfad der widerstandslosen Kapitulation, Sheema Medien 2014

26 Rosenberg, Marshall B., Gewaltfreie Kommunikation – eine Sprache des Lebens, Junfermann 2016

27 Schultz von Thun, Friedemann, Miteinander reden 1 - 4, Rowohlt 2013

28 Deida, David, Erleuchteter Sex – Ektase als spiritueller Weg, Goldmann 2012

29 Deida, David, Sex als Gebet – Leitfaden für Frauen und Männer zu ekstatischer Liebe und Leidenschaft, Kamphausen Media 2023

30 Siehe 28, Seite 151 ff.

31 Siehe 29, Seite 23 ff.

32 Es handelt sich dabei um die aramäische Version der dritten Zeile aus dem Vaterunser, die in der lutherischen

Übersetzung lautet: „Dein Reich komme". Jesus Christus hat zum Volk und zu seinen Jüngern aramäisch gesprochen. Fazit: Mit der Übersetzung in die lateinische und dann in die deutsche Sprache ist der Sinn der Worte von Christus sehr häufig verdreht und/oder stark ausgedünnt worden. Mit anderen Worten im zentralen Gebet des Christentums geht es mit sehr hoher Wahrscheinlichkeit auch um die sexuelle Vereinigung. Hergeleitet aus: Douglas-Klotz, Neil, Das Vaterunser – Meditationen und Körperübungen zum kosmischen Jesusgebet.

33 Kenyon, Tom & Sion, Judi, Das Manuskript der Magdalena, Koha 2002, Seite 35 ff

34 Steiner, Rudolf, Grundlinien einer Erkenntnistheorie der Goetheschen Weltanschauung mit besonderer Rücksicht auf Schiller, Rudolf Steiner Verlag, 9. Auflage 2022

35 Atkinson, William Walker, Kybalion – die sieben hermetischen Gesetze, Aurinia Verlag, 13. Auflage 2018

Weiterführende Informationen:

Informationen zu den Vorträgen, Seminaren und Onlinekursen von und mit Markus Peters erhalten Sie hier:

www.der-herzerklaerer.de

Informationen zur Praxistätigkeit von Markus Peters finden Sie auf seiner Praxishomepage:

www.herztherapie-nord.de

Folge uns auf

Facebook: www.facebook.com/derherzerklaerer

Instagram: www.instagram.com/derherzerklaerer

Youtube: https://www.youtube.com/@derherzerklaerer

Über den Autor:

Markus Peters ist Allgemeinarzt mit der Zusatzbezeichnung Naturheilverfahren. Vor über 20 Jahren begründete er gemeinsam mit Anja Peters die Praxis in Bordesholm, wo er bis heute tätig ist. Sein Interesse gilt seit dem frühen Studium dem Herzen in seinen ganzen Dimensionen. Er ist für die körperliche Ebene stets auf der Suche nach neuen ganzheitlichen diagnostischen und therapeutischen Methoden, ferner setzt er sich intensiv mit den seelischen und spirituellen Themen des Herzens auseinander.

Darüber hinaus gilt sein Interesse der Meteorologie, Geophysik, den Wechselwirkungen derselben mit der Gesundheit, insbesondere auch zwischen der Sonne und dem Menschen.

Neben seiner Arbeit in der Praxis bietet er regelmäßig Seminare rund um die genannten Herzensthemen an. Außerdem hält er regelmäßig offline oder online Vorträge rund um diese Themenfelder.

Leseempfehlungen:

Das Grundlagenwerk von Markus Peters

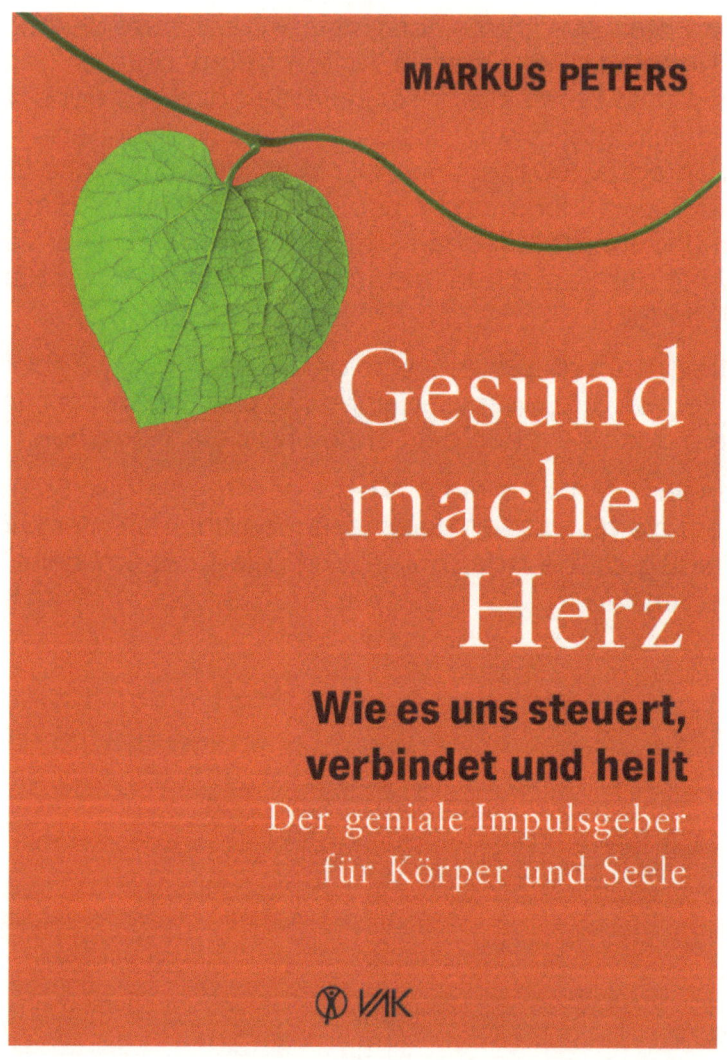

MARKUS PETERS

Gesund
macher
Herz

**Wie es uns steuert,
verbindet und heilt**
Der geniale Impulsgeber
für Körper und Seele

VAK

Das kranke Herz heilen:

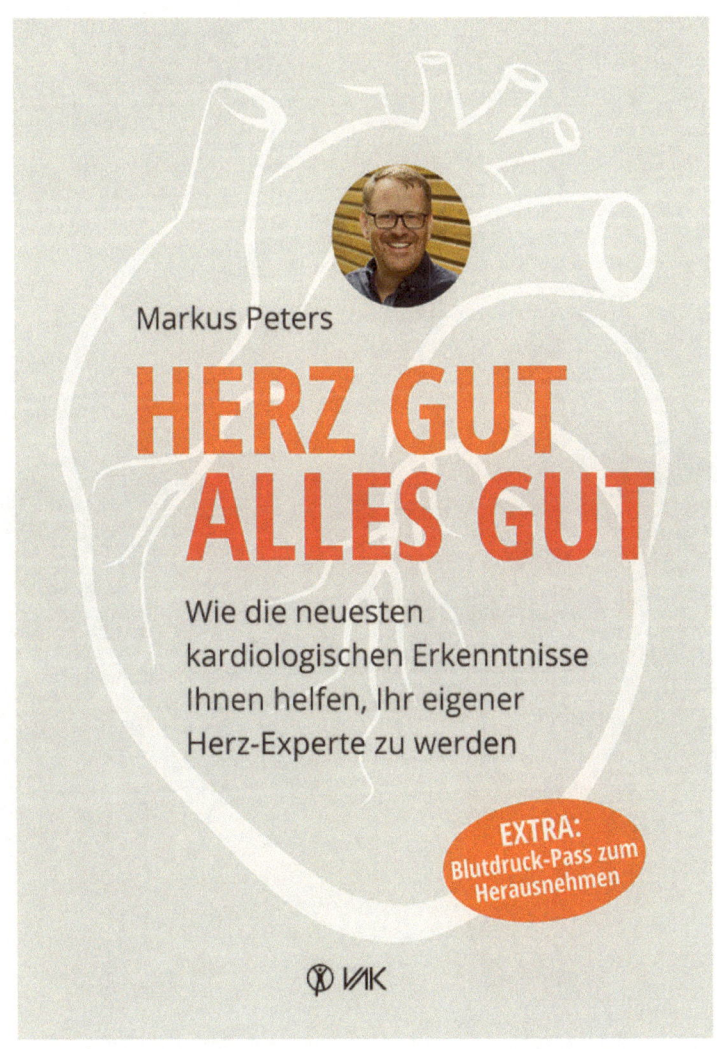

Markus Peters

HERZ GUT
ALLES GUT

Wie die neuesten
kardiologischen Erkenntnisse
Ihnen helfen, Ihr eigener
Herz-Experte zu werden

EXTRA:
Blutdruck-Pass zum
Herausnehmen

VAK

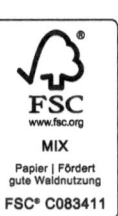

Zeitfracht Medien GmbH
Ferdinand-Jühlke-Straße 7
99095 Erfurt, Deutschland
produktsicherheit@kolibri360.de